第36回

救急救命士国家試験問題

解答・解説集

監修

山本保博
東京臨海病院病院長
日本医科大学名誉教授

解答・解説

中野公介
川口市立医療センター救命救急センター

布施　明
日本医科大学付属病院高度救命救急センター准教授

冨岡譲二
社会医療法人緑泉会整形外科米盛病院副院長／救急部長

近藤久禎
独立行政法人国立病院機構災害医療センター

吉田竜介
吉田クリニック院長／元・救急救命東京研修所教授

田邉晴山
救急救命東京研修所

へるす出版

●解答・解説

　　監　　修：山本　保博
　　午　　前
　　　　A 1 ～30 ：中野　公介
　　　　A31 ～65 ：布施　　明
　　　　A66 ～100：冨岡　譲二
　　　　A101～127：近藤　久禎

　　午　　後
　　　　B 1 ～23 ：吉田　竜介
　　　　C 1 ～ 7 ：田邉　晴山
　　　　D 1 ～43 ：田邉　晴山

はじめに

　近年、救急出動は増加の一途を辿り、平成24年の速報値では約580万2千件と過去最多を更新した。この数字は、平成14年からの10年間で約125万件増加したことになる。
　消防庁救急企画室の研究によると、平成8年からの救急出動件数および搬送人員の実測値と、平成24～37年までの予測値を検討し、この数字を平成12～23年までの人口統計および平成24～37年までの将来推計人口と比較した。
　それによると、救急出動件数は平成24年以降徐々に上昇を続け、平成35年～36年頃に約620万件に達し、その後減少に向かうと予測されている。救急搬送人員については、平成28～29年と、平成34～35年頃の二度にわたり最高値（約520万人および530万人）に達し、その後、徐々に減少すると予測されている。
　日本の人口構成については、平成22年に1億28百万人でピークとなり、その後しだいに減少傾向を辿り、平成35年には1億22百万人と予想されている。平成23年以降、わが国の人口が減少に推移するにもかかわらず、救急出動件数と搬送人員数は平成35年頃まで増加し続けることになる。
　この増加に伴い、応急手当の普及促進について重要性が高まってきた。救急出動要請から救急隊が現場に到着する時間が年々延長しており、救急車到着までの応急手当の重要性がより増しているなか、平成23年度、多くのバイスタンダーを養成するため、救命入門コース、普通救命講習およびe-ラーニングなどの新たな応急手当の講習体制を導入した。これらが定着することにより、減少傾向にある受講者が増加に転じるよう、普及啓発が推進されることを願っており、救急救命士諸君の社会貢献の一つとして一般市民の教育にも手を貸してもらいたい。
　平成23年3月11日に発生した東日本大震災は、過去に経験しなかった巨大地震と津波災害とともに原発事故が同時に発生し、その爪痕は2年以上経過した今日でも、なお大きく残っている。この地震の震源域は、南北に500km、東西に200kmと極めて広範囲で、市町村集落に通じる交通網が完全に地震と津波による土砂や瓦礫で遮断されてしまった。災害現場には、空路でしか人的・物的支援が輸送できない状況に陥ってしまったことが被害をより拡大していった。また同時に、電話やインターネットなどの通信網が停電や輻湊によって停止され、情報の双方向性が不可能になったことも被災者のストレスを高め精神的負担が拡大していったのである。
　この教訓は、蓋然性が高まっている東海・東南海・南海地震や首都直下型地震の対策に関しても、各自治体ごとに取り組んでゆかねばならず、救急救命士の諸君も医療人の一員として精一杯頑張ってもらいたいと願っている。

2013年5月吉日

日本私立学校振興・共済事業団
東京臨海病院病院長
日本医科大学名誉教授
山本　保博

「救急救命士国家試験」の実施要綱等についてのお問い合せは下記までお願いいたします。
　　〒113-0034 東京都文京区湯島3-37-4　CIC 湯島ビル7F
　　　財団法人日本救急医療財団　TEL 03(3835)0099

● 第36回救急救命士国家試験における採点除外等の取扱いとした問題について

午前A問題　第100問

小児の急性喉頭蓋炎をクループ症候群と鑑別するのに有用な症候はどれか。1つ選べ。
1. 流　涎
2. 喘　鳴
3. 陥没呼吸
4. 犬吠様咳嗽
5. 吸気性呼吸困難

採点上の取扱い
> 採点対象から除外する。

理　由
> 難易度が高いため。

午後B問題　第8問

止血点止血法に用いられる動脈はどれか。1つ選べ。
1. 総頸動脈
2. 鎖骨下動脈
3. 腋窩動脈
4. 大腿動脈
5. 足背動脈

採点上の取扱い
> 正答肢はいずれも正解とする。

理　由
> 複数の正答肢があるため。

午後C問題　第1問

45歳の男性。工場作業員。洗浄用苛性ソーダ（低濃度水酸化ナトリウム）の溶液が作業をしていた男性の頭上にかかったと救急要請があった。通報では作業服の上胸部前後、左上肢に溶液が付着し、傷病者は両眼、口腔および左手に痛みを訴えているとのことであった。
　口頭指導で現場の作業員に洗浄を指示する際に最も重要な部位はどれか。1つ選べ。
1. 頭　部
2. 眼　球
3. 口　腔
4. 胸　部
5. 手　指

採点上の取扱い
> 正答肢はいずれも正解とする。

理　由
> 複数の正答肢があるため。

午後D問題　第40問

　65歳の男性。農作業中大腿部にけがをしたが放置していたところ、3日前から痛みと腫れとを自覚した。様子を見ていたが、痛みは次第に強くなり、腫れも広がり、気分不良を訴えたため、家族が救急要請した。
　救急隊到着時観察所見：意識は JCS20。呼吸数32/分。脈拍120/分、整。血圧80/50mmHg。体温39.0℃。SpO₂値94％。右大腿部の痛みは強く、触ると激痛を訴え、握雪感が認められる。局所所見の写真（別冊 No.12）を別に示す。
　発症に関わる頻度の高い基礎疾患はどれか。2つ選べ。
　1．肝硬変
　2．糖尿病
　3．高血圧症
　4．慢性腎不全
　5．深部静脈血栓症

採点上の取扱い
　正答肢はいずれも正解とする。
理　由
　複数の正答肢があるため。

午後D問題　第42問

　60歳の男性。炎天下、災害ボランティア活動中にめまいと頭痛とで動けなくなり、友人が救急要請した。
　救急隊到着時観察所見：意識 JCS30。呼吸数24/分。脈拍112/分、整。血圧120/80mmHg。全身に大量の発汗と嘔吐とを認める。
　救急隊の判断として適切なのはどれか。2つ選べ。
　1．体表を冷却する。
　2．気道を確保する。
　3．水分を飲ませる。
　4．仰臥位で搬送する。
　5．高次医療機関へ搬送する。

採点上の取扱い
　正答肢はいずれも正解とする。
理　由
　複数の正答肢があるため。

| 36 | 午　前 |

◎指示があるまで開かないこと。

（平成25年3月17日　9時30分～12時20分）

注　意　事　項

1. 試験問題の数は127問で解答時間は正味2時間50分である。
2. 解答方法は次のとおりである。
   (1) 各問題には1から5までの5つの答えがあるので、そのうち質問に適した答えを（例1）では1つ、（例2）では2つ選び答案用紙に記入すること。

   （例1）　101　県庁所在地　　　（例2）　102　県庁所在地はどれか。
   　　　　はどれか。1つ選べ。　　　　　　　2つ選べ。

   　　　　1．栃木市　　　　　　　　　　　1．仙台市
   　　　　2．川崎市　　　　　　　　　　　2．川崎市
   　　　　3．広島市　　　　　　　　　　　3．広島市
   　　　　4．倉敷市　　　　　　　　　　　4．倉敷市
   　　　　5．別府市　　　　　　　　　　　5．別府市

   （例1）の正解は「3」であるから答案用紙の ③ をマークすればよい。

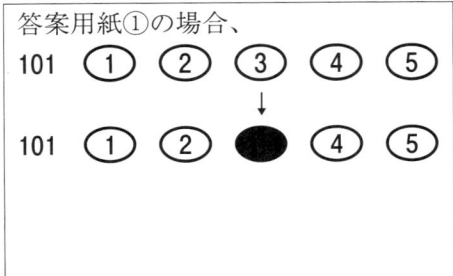
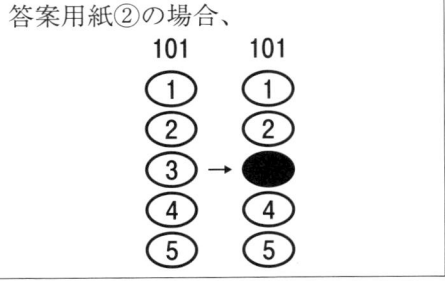

   （例2）の正解は「1」と「3」であるから答案用紙の ① と ③ をマークすればよい。

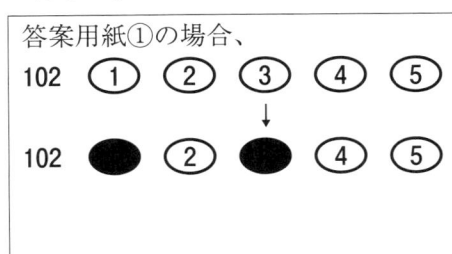
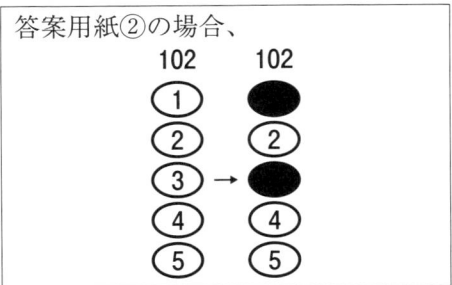

   (2) ア．（例1）の質問には2つ以上解答した場合は誤りとする。
   　　イ．（例2）の質問には1つ又は3つ以上解答した場合は誤りとする。

A

[解答・解説]中の「テキスト第8版①〜⑤」は『改訂第8版 救急救命士標準テキスト第1巻〜第5巻』(へるす出版)を表す。

4 午　前

1 膵臓から分泌されるのはどれか。2つ選べ。
1. レニン
2. トリプシン
3. インスリン
4. アルドステロン
5. エリスロポエチン

[解答・解説]
　膵臓の主な作用は、①消化液を分泌する「外分泌機能」と、②血糖を調節するホルモンを分泌する「内分泌機能」である。外分泌機能としては、膵臓の腺房細胞から糖質の分解酵素としてアミラーゼ、蛋白質の分解酵素としてトリプシン、脂肪の分解酵素としてリパーゼなどの膵液が分泌される。内分泌機能としては、ランゲルハンス島（膵島）のα細胞からグルカゴンが、β細胞からインスリンが分泌される。(テキスト第8版① p.88～89)　　　　　　　　**2、3**

2 体表からみて浅い位置にあるのはどれか。1つ選べ。
1. 舌　骨
2. 食　道
3. 気　管
4. 総頸動脈
5. 胸鎖乳突筋

　頸部の筋肉は食道や気管との位置関係によって「前頸筋群」「後頸筋群」「深部項筋群」に分けられる。前頸筋群は食道や気管よりも前方に位置する筋群で、頸部前面の表面を覆う広頸筋、胸鎖乳突筋、舌骨上筋群、舌骨下筋群などで構成されている。
　頸部の深部には、食道や気管とともに総頸動脈、内頸静脈などの重要な血管や神経が存在する。この選択肢の中で体表からみて浅い位置にあるのは、胸鎖乳突筋である。(テキスト第8版① p.18～20)　**5**

3 内分泌器官と分泌されるホルモンの組合せで正しいのはどれか。1つ選べ。
1. 下垂体前葉―――――抗利尿ホルモン（ADH）
2. 甲状腺―――――――プロラクチン
3. 副腎皮質―――――――アドレナリン
4. ランゲルハンス島――――グルカゴン
5. 精　巣―――――――エストロゲン

　1.抗利尿ホルモン（ADH）は下垂体後葉ホルモンである。2.プロラクチン（乳汁分泌ホルモン）は下垂体前葉ホルモンである。3.アドレナリンは副腎髄質ホルモンである。4.上記設問1の解説を参照。5.エストロゲンは卵巣の卵胞から分泌される女性ホルモンである。(テキスト第8版① p.101～103) **4**

4 刺激伝導系に**含まれない**のはどれか。1つ選べ。
　1．腱　索
　2．洞結節
　3．ヒス束
　4．房室結節
　5．プルキンエ線維

[解答・解説]
　刺激伝導系は心内膜下に分布する特殊心筋で、洞結節、房室結節、ヒス束、右脚と左脚、プルキンエ線維からなり、一定部位に起こる刺激は心筋全体に伝えられる。なお、腱索は乳頭筋とともに房室弁の心室側に付着しており、心室収縮時における心房への血液逆流を防止している。(テキスト第8版① p.71～72)　　　　　1

5 感覚とそれに関与する脳神経の組合せで正しいのはどれか。1つ選べ。
　1．嗅　覚――――迷走神経
　2．視　覚――――動眼神経
　3．聴　覚――――三叉神経
　4．味　覚――――舌下神経
　5．平衡感覚――――前庭神経

・嗅覚－嗅神経
・視覚－視神経
・聴覚－内耳神経（広義の聴神経）
・味覚－顔面神経・舌咽神経
・平衡感覚－前庭神経
である。(テキスト第8版① p.41)　　　　　5

6 血液が属する組織はどれか。1つ選べ。
　1．筋組織
　2．上皮組織
　3．皮下組織
　4．支持組織
　5．神経組織

　支持組織には、骨、軟骨、靱帯、腱、脂肪組織、皮下組織などがあり、他の組織の間を埋めてこれをつなぎ、身体を保護し支える。血液や細胞外の間質も支持組織である。(テキスト第8版① p.28)　　　　　4

7 平滑筋について正しいのはどれか。2つ選べ。
　1．横紋筋である。
　2．咀嚼運動を司る。
　3．腸管壁に存在する。
　4．横隔膜を形成する。
　5．自律神経に支配される。

　平滑筋は横紋をもたず、意識的に支配することができない不随意筋であり、内臓筋ともよばれる。平滑筋は自律神経（交感神経、副交感神経）によって二重の支配を受ける。(テキスト第8版① p.114～115)　　3、5

8 副交感神経の作用で正しいのはどれか。1つ選べ。
1．血圧の上昇
2．血糖値の上昇
3．心拍数の増加
4．腸管蠕動の低下
5．瞳孔括約筋の収縮

[解答・解説]
　交感神経が興奮すると、心収縮力の増強、心拍数の増加、胃腸管の運動・分泌の低下などが起こる。瞳孔括約筋は副交感神経の興奮により収縮し縮瞳が起こる。（テキスト第8版①p.44〜45，①p.51）　　5

9 上気道閉塞で緊急に気道確保をする時に穿刺する部位（別冊No.1）はどこか。1つ選べ。
1．A
2．B
3．C
4．D
5．E

別　冊
No. 1　図

上気道閉塞時の緊急気道確保を行う場合、輪状甲状間膜（靱帯）を穿刺、切開して気道確保を行う。輪状甲状間膜（靱帯）は、輪状軟骨と甲状軟骨との間の靱帯である。（テキスト第8版①p.59）　　2

10 疾患とその続発症の組合せで**誤っている**のはどれか。1つ選べ。
1．心房細動―――――脳梗塞
2．大動脈解離―――――心タンポナーデ
3．くも膜下出血―――――水頭症
4．急性心筋梗塞―――――肺水腫
5．深部静脈血栓症―――――虚血性腸炎

1.慢性の心房細動がある傷病者では、左心房内に心内血栓が形成され、血流にのって流出し、脳血管を閉塞することで心原性脳塞栓症を発症する。　2.上行大動脈の解離では、大動脈弁閉鎖不全症や心嚢内への破裂により心タンポナーデをきたすことがある。　3.くも膜下出血が起こると、脳圧が亢進することで髄液循環が障害され、脳室内に髄液が貯留する水頭症を合併することがある。　4.左心室を中心とする急性心筋梗塞では、左心不全の状態となり、肺静脈圧が上昇することにより肺毛細血管内圧が上昇し、血管内水分が間質に漏れ出して肺水腫をきたす。　5.深部静脈血栓症は、静脈塞栓が遊離すると血流により右心系を介して肺血栓塞栓症を発症し、致死的になることがある。（テキスト第8版①p.39，④p.9〜14，④p.38〜46）　　5

11　染色体異常が原因であるのはどれか。1つ選べ。
　　1．ダウン症候群
　　2．レイノー症候群
　　3．マルファン症候群
　　4．先天性風疹症候群
　　5．フェニルケトン尿症

[解答・解説]
　染色体異常で古くから知られ、もっとも多くみられるものはダウン症候群である。
　ダウン症候群は21番染色体が3本存在する21トリソミーである。そのほか、性染色体異常の例としては、X染色体が1つのみ（45モノソミー）のターナー症候群があげられる。
　マルファン症候群やエーラス-ダンロス症候群などは結合組織の先天異常であり、フェニルケトン尿症は遺伝子の変異による先天性代謝異常症である。
　先天性風疹症候群は、胚子、あるいは胎芽の時期に、母体が風疹に感染することによりその児に高率に心奇形、聴力障害、精神遅滞などが発生する疾患である（テキスト第8版① p.162）。
　レイノー症候群は、四肢末端の指趾細動脈の一過性収縮によって生じる末梢循環障害で、外的刺激、とくに寒冷や精神的影響などで誘発される冷感、しびれ感、疼痛、浮腫感、知覚鈍麻などの自覚症状を伴い、女性に多くみられる。（テキスト第8版④ p.102）　　**1**

12　老化に伴ってみられる変化はどれか。2つ選べ。
　　1．テロメアが長くなる。
　　2．細胞質に変性物質が蓄積する。
　　3．ミトコンドリアの数が減少する。
　　4．細胞間質の弾性繊維が太くなる。
　　5．細胞間質の水分含有量が増大する。

　細胞が老化すると、病理組織学的には細胞質に種々の変性や代謝産物が蓄積し、エネルギー産生に関係するミトコンドリアの数は減少する。また、細胞分裂のたびに染色体末端に存在するテロメアは短縮する。老化に伴い、細胞間質では弾性線維に断裂・細片化が起こり、基質の水分含量は減少する。（テキスト第8版① p.124～125）　**2、3**

13 脳死状態で認められることがある反射はどれか。1つ選べ。
　　1．咳反射
　　2．咽頭反射
　　3．脊髄反射
　　4．角膜反射
　　5．対光反射

[解答・解説]
　法に基づく脳死判定では、脳幹反射消失の確認（対光反射、角膜反射、毛様脊髄反射、眼球頭反射、前庭反射、咽頭反射、咳反射が消失していること）が必要である。（テキスト第8版①p.172　表2-10-1）
3

14 サージカルマスクでは感染防御が不十分なのはどれか。1つ選べ。
　　1．麻　疹
　　2．風　疹
　　3．ジフテリア
　　4．インフルエンザ
　　5．肺炎球菌性肺炎

　救急隊員は、ガウン、マスク、手袋の着用を基本とし、ゴーグルや足袋の使用も適宜組み合わせて行う「標準予防策」を講じて救急現場活動を行う。
　マスクは、サージカルマスクを原則とする。飛沫感染の場合はサージカルマスクの着用を基本とし、空気感染が強く疑われる傷病者と接触する場合はN95マスクを正しく装着する。また、咳がひどい傷病者と接触する際は、傷病者にサージカルマスクを着用させ、その際、救急隊員は空気感染を防ぐためにN95マスクを着用して救護活動にあたる。
　感染経路が飛沫感染である主な感染症は、ジフテリア、インフルエンザ、風疹、ムンプス、百日咳菌、溶血性連鎖球菌、髄膜炎菌、マイコプラズマ、アデノウイルスなどがある。
　感染経路が空気感染である主な感染症は、結核、麻疹、水痘である。
（テキスト第8版②p.196～199）
1

15 欠乏により急性心不全を起こすのはどれか。1つ選べ。
1．ビタミンA
2．ビタミンB₁
3．ビタミンC
4．ビタミンD
5．ビタミンK

[解答・解説]
1.ビタミンAが欠乏すると、夜盲症や角膜乾燥症、皮膚炎などをきたす。
2.ビタミンB₁（チアミン）の欠乏は、古くから脚気として知られていたが、神経系と心臓が障害される。心臓が障害されると、動悸、呼吸困難などの症状（脚気心）が認められ、劇症型では急性の循環不全(衝心脚気)と代謝性アシドーシスをきたす。
・ビタミンB₂(リボフラビン)の欠乏により舌炎や口角炎が生じる。
・ビタミンB₁₂が欠乏すると悪性貧血をきたす。
3.ビタミンC欠乏症（壊血病）では出血傾向が出現し、歯肉、皮下、粘膜などに出血を生じる。
4.ビタミンDが欠乏すると、骨軟化症、くる病となる。
5.ビタミンKが欠乏すると、凝固障害をきたす。
（テキスト第8版① p.145）　2

16 インスリン依存型糖尿病について正しいのはどれか。1つ選べ。
1．糖尿病患者の大多数を占める。
2．遺伝的な要因が高い。
3．肥満体型は少ない。
4．Ⅱ型糖尿病である。
5．中年以降に多い。

1型糖尿病はインスリン依存型糖尿病（IDDM）ともよばれる。糖尿病患者の数％程度を占め、若年者に発症することが多い。遺伝的な要因の関与は低く、ウイルス感染などを契機に急激に発症することが多い。体型は肥満ではなく、るいそうを呈する。インスリンによる治療が不可欠である。（テキスト第8版① p.143）　3

17 杙創に分類されるのはどれか。1つ選べ。
1．爆発によってできた損傷
2．人間に咬まれてできた損傷
3．斧で叩き切られてできた損傷
4．包丁で突き刺されてできた損傷
5．くいが突き刺さってできた損傷

[解答・解説]
　杙創とは、刃物以外の比較的鈍的構造物が刺入した損傷である。杭、鉄棒などの棒状の構造物の上に落ちたり、爆発によってこのような構造物が飛来して突き刺さって受傷する。杙創の特徴としては、刺入物は刃物に比べ一般に大きく、損傷挫滅範囲も大きく、刺入物は汚染されていることが多い、などがあげられる。なお、杙創の「杙」は杙（杭）のことである。（テキスト第8版① p.167）　　5

18 介護保険制度について正しいのはどれか。1つ選べ。
1．自己負担率は3割である。
2．保険者は都道府県である。
3．介護認定審査会が介護度の判定を行う。
4．給付を受けることができるのは60歳以上である。
5．サービスの種類は要介護度に関係なく選択できる。

　介護保険制度は平成12年4月に創設された。保険者は市町村であり、被保険者は第1号被保険者と第2号被保険者である。介護認定審査会による審査・判定により要介護・要支援の程度が認定される。要介護者には介護の必要の程度に応じた介護サービスが提供され、その費用は介護給付として給付される。要支援者には、支援の必要の程度に応じた在宅の介護予防サービスが提供され、その費用は予防給付として給付される。費用負担は保険料と公費による。（テキスト第8版① p.221～222）　　3

19 医療法に規定される医療計画の5事業に**含まれない**のはどれか。1つ選べ。
　1．移植医療
　2．救急医療
　3．災害医療
　4．周産期医療
　5．へき地医療

[解答・解説]
　平成18年6月21日付けで公布された「良質な医療を提供する体制の確立を図るための医療法等の一部を改正する法律」により、都道府県はこれまでの基準病床数に関する事項等に加え、4疾病5事業（がん、脳卒中、急性心筋梗塞および糖尿病の4疾病、および救急医療、災害時における医療、へき地の医療、周産期医療および小児救急医療を含む小児医療の5事業）の確保に必要な事業に関する事項や、これらの疾病および事業に係る医療提供施設相互の医療連携体制に関する事項などを医療計画に記載することとなった。
（テキスト第8版① p. 208）　　1

20 保健所について正しいのはどれか。1つ選べ。
　1．要介護認定を行う。
　2．数は増加傾向にある。
　3．国に設置義務がある。
　4．健康増進法に規定されている。
　5．所長は医師であることが原則である。

　保健所は「地域保健法施行令」（政令）により都道府県のほか、指定された市、東京都の23特別区にも設置され、平成23年4月1日現在、全国に494カ所が整備されている。近年は保健所の再編成により減少傾向にある（平成17年4月時点で全国に549ヵ所が整備されていた）。保健所長は医師であることが原則である。
　なお、要介護認定を行うのは市町村の介護認定審査会である。（テキスト第8版① p. 187～188, ① p. 204）　　5

21 法律とその内容の組合せで正しいのはどれか。2つ選べ。
1．医師法――――――――病院の構造設備
2．薬事法――――――――医薬品の製造
3．母子保健法――――――人工妊娠中絶
4．救急救命士法――――――救急救命士の守秘義務
5．学校保健安全法――――児童虐待の通報

[解答・解説]
1.「医師法」は昭和23年に制定された医師の身分に関する法律である。病院の構造設備に関する法律は「医療法」である。 2.「薬事法」は昭和35年に制定された薬事一般に関する法律であり、医薬品、医薬部外品などについて規制を行い、品質、有効性、安全性を確保することを目的としている。 3.「母子保健法」により、保健指導等、健康診査等、療養援護等および母子保健の基盤整備など、母子一貫した総合的な母子保健施策が推進されている。不妊手術および人工妊娠中絶に関する事項を定めることなどにより母性の生命健康を保護することを目的としているのは「母体保護法」である。 4.「救急救命士法」第47条（秘密を守る義務）に、「救急救命士は、正当な理由がなく、その業務上知り得た人の秘密を漏らしてはならない。救急救命士でなくなった後においても、同様とする。」とある。 5.児童虐待に関する法律は、平成12年に制度公布、平成16年に改正された「児童虐待防止法」である。「学校保健安全法」は、学校保健行政の法的基盤であり、学校における保健および安全管理に関して必要な事項を定めている。（テキスト第8版①p. 194～207） **2、4**

22 死亡率が減少傾向にあるのはどれか。1つ選べ。
1．自　殺
2．肺　炎
3．心疾患
4．悪性新生物
5．脳血管疾患

脳血管障害の死亡率は減少傾向にある。（テキスト第8版①p. 180～181） **5**

23 急性のストレス反応はどれか。2つ選べ。
1．徐　脈
2．発　汗
3．散　瞳
4．低血圧
5．皮膚温感

[解答・解説]
ストレス反応のうち急性の反応はストレスホルモン（主としてカテコラミン）によって生じる。その作用増強により、血圧上昇、頻脈、発汗、散瞳といった生理学的反応がみられる。(テキスト第8版② p.217～218)

2、3

24 パルスオキシメータの測定値が正確に評価できるのはどれか。1つ選べ。
1．腫脹した指尖
2．低体温症傷病者
3．肺気腫症傷病者
4．マニキュアをした指尖
5．一酸化炭素中毒傷病者

パルスオキシメータで測定した場合の経皮的動脈血酸素飽和度（SpO_2）は、以下の状況では正確に測定できないことがある。①低灌流部位での測定：末梢の循環不全や心肺停止、末梢性血行障害、寒冷環境などで循環動態が不安定な場合や血圧測定のためのマンシェットで圧迫している場合。②太陽光や強力な光がプローブに当たった場合またはマニキュアや付け爪、皮膚の色素沈着がある場合。③一酸化炭素中毒やメトヘモグロビン血症で異常ヘモグロビンが増加している場合。(テキスト第8版② p.87～90)

3

25 初期救急医療機関に該当するのはどれか。1つ選べ。
1．共同利用型病院
2．病院群輪番制病院
3．救命救急センター
4．休日夜間急患センター
5．地域周産期母子医療センター

わが国の救急医療体制は、初期・第二次・第三次救急医療体制となっている。初期救急医療機関には、在宅当番医、休日・夜間急患センターがある。第二次救急医療機関には、精神科救急を含む24時間体制の救急病院、病院群輪番制病院および有床診療所、共同利用型病院がある。第三次救急医療機関は、救命救急センターがこれに相当する。地域周産期母子医療センターは、三次医療圏に数カ所の割合で整備されている。(テキスト第8版② p.9～11)

4

26 傷病者に応じた受け入れ医療機関の適切な選定を目的として、平成21年に改正された法律はどれか。1つ選べ。
1．医師法
2．薬事法
3．医療法
4．消防法
5．救急救命士法

[解答・解説]
平成21年5月1日に「消防法の一部を改正する法律」が公布され、都道府県は、「①救急搬送・受入れに関する協議会の設置、②救急搬送・受入れの実施基準の策定」等を行うことが定められた。(テキスト第8版② p.23 資料1)　　4

27 上腕の血圧測定について正しいのはどれか。1つ選べ。
1．上腕を肩の高さに保つ。
2．マンシェットは隙間がないように巻く。
3．マンシェットの幅は上腕長の1/2を用いる。
4．マンシェットは想定する収縮期血圧より高く加圧する。
5．聴診器のチェストピース（採音部）をマンシェットの中に入れる。

1.上腕の血圧測定では、傷病者の測定部位の上腕を心臓の高さにする。 2.上腕にマンシェットを巻く際には、腕とマンシェットの間に指が1～2本入るくらいの余裕をもたせる。 3.マンシェットは上腕長の2/3程度の幅の物を用いる。 4.マンシェットを加圧するときは、想定する収縮期血圧より30mmHg程度高い圧まで加圧する。 5.肘窩部位で、上腕動脈に聴診器を当てる。(テキスト第8版② p.121～123)　　4

28 除脳硬直肢位に**該当しない**のはどれか。1つ選べ。
1．項部の後屈
2．肘の屈曲
3．大腿の内旋
4．膝の伸展
5．足の底屈

除脳硬直肢位では、項部後屈、上腕の内転、肘の伸展、手の回外、大腿の内旋、膝の伸展、尖足などが認められる。(テキスト第8版② p.50～51)　　2

29　在宅酸素療法をしている傷病者にバッグ・バルブ・マスクによる補助換気が必要となる徴候はどれか。2つ選べ。
　　1．発　熱
　　2．徐　脈
　　3．嘔　吐
　　4．下　血
　　5．意識障害

[解答・解説]
　COPDなどで在宅酸素療法を行っている傷病者には、CO_2ナルコーシスを引き起こすこともあるので、バイタルサインが安定している場合は低濃度酸素による投与から始めるが、SpO_2を90～94％に保つことを理解していれば酸素投与を躊躇することはない。自発呼吸が抑制されていたり、肺そのものに問題がなければ、バッグ・バルブ・マスクによる補助呼吸を行う。選択肢では、徐脈や意識障害で自発呼吸が抑制される場合にバッグ・バルブ・マスクによる補助換気が必要となる。（テキスト第8版③ p.174～175）
　　　　　　　　　　2、5

30　心肺停止傷病者に対し静脈路確保を実施する際、駆血帯を装着し留置針を穿刺したところ血液の逆流が認められた。さらに1～2mm進めるとフラッシュチャンバー内に血液の逆流を確認したため外筒のみをゆっくり進めて根元まで刺入した。次に行う操作はどれか。1つ選べ。
　　1．駆血帯を外す。
　　2．内筒を進める。
　　3．外筒を固定する。
　　4．内筒を抜去する。
　　5．血管の中枢側を圧迫する。

静脈路確保を実施する際の手順は下記の通りである。
①駆血帯を装着。
②穿刺部位を決定し、アルコール綿で消毒する。
③静脈留置針を穿刺する。
→血液の逆流あり、さらに1～2mm進めるとフラッシュチャンバー内に血液の逆流を確認。
→内筒の金属針がしっかりと固定されている状態を維持し、外筒のみをさらに進める。
④外筒が根元まで刺入されたら駆血帯を外す。
⑤内筒を抜去する。
⑥外筒があると思われる部分の皮膚を圧迫する。
⑦ルート内の気泡を静脈内に混入させないよう、輸液回路の延長チューブと外筒を接続する。
⑧ローラークランプを開放してドリップチャンバーで滴下の状況を確認する。
（テキスト第8版② p.137～143）
　　　　　　　　　　1

31 災害拠点病院の要件はどれか。1つ選べ。

1. 免震構造
2. ヘリコプターの所有
3. 地域災害対策本部機能
4. ライフラインの維持機能
5. 通常の5倍の入院患者受け入れスペース

[解答・解説]
　災害拠点病院の要件は、①耐震構造（免震ではない）、②ライフラインの維持機能、③災害時に多発する重篤な救急患者の救命活動を行う高度の診療機能を有すること、④大規模災害では2倍の入院患者、5倍の外来患者に対応可能なスペースを有すること、⑤広域災害・救急医療情報システムの端末、情報本部機能、⑥搬入・搬出を行う広域搬送への対応機能を有すること（「患者搬送用の緊急車両」「ヘリポートとその搭乗医師の確保」）、⑦自己完結型の医療救護チームの派遣機能、である。地域災害対策本部機能は要件としては入っていない。（テキスト第8版② p.44）　**4**

32 高圧ガス保安法で定める酸素ボンベを示す塗色はどれか。1つ選べ。

1. 赤　色
2. 黄　色
3. 黒　色
4. 緑　色
5. ねずみ色

　充填するガスの種類により、容器の塗色が高圧ガス保安法で定められている。酸素ガスの容器には黒色が表面積の1/2以上に塗られ、「医療用酸素」と表示されている。また、一般の医療用ガスボンベの最高充填圧力は35℃で14.7MPa（150kg/cm^2）〜19.6MPa（200kg/cm^2）という高圧であり、取り扱いには十分な注意が必要である（高圧ガス保安法では、酸素ガス：黒、水素ガス：赤、液化炭酸ガス：緑、液化アンモニア：白、液化塩素：黄、アセチレンガス：褐色、その他の種類の高圧ガス：ねずみ色、と定められている）。（テキスト第8版② p.90）
　3

33 針刺し事故に関する予防と対応とについて正しいのはどれか。2つ選べ。
　1．使用後の針にはキャップをする。
　2．組織全体での取り組みが重要である。
　3．C型肝炎はワクチン予防が可能である。
　4．使用後の針は一般廃棄物容器に捨てる。
　5．発生した場合は傷病者搬送先の医師に報告する。

[解答・解説]
　1.針類のリキャップは行ってはならない。　2.医療安全管理は、医療者個人のみではなく、組織全体として取り組んで構築しなければ達成できない重要なシステムである。　3.C型肝炎ウイルス（HCV）に対しては免疫グロブリンやワクチンがないのが現状であり、針刺し事故などでHCV陽性血液が体内に入った可能性がある場合は、十分な洗浄と消毒を行い、医療機関における定期的な経過観察を要する。　4.使用後の針は感染性廃棄物容器に捨てる。　5.事故が起きてしまった場合には、指導医などの助言、指示に基づいて対応する。傷病者搬送先の医師に報告することも一法である。（テキスト第8版② p.221, ② p.226, ② p.204）
　　　　　　　　　　2、5

34 肺結核傷病者搬送後の救急車内部の消毒薬として最も適切なのはどれか。1つ選べ。
　1．クロルヘキシジン
　2．塩化ベンザルコニウム
　3．次亜塩素酸ナトリウム
　4．ベンゼトニウム塩化物
　5．アルキルジアミノエチルグリシン塩酸塩

　クロルヘキシジン、塩化ベンザルコニウム、ベンゼトニウム塩化物、アルキルジアミノエチルグリシン塩酸塩は低水準消毒薬である。ほとんどの細菌や真菌と一部のウイルスには有効であるが、結核菌や芽胞には無効である。次亜塩素酸ナトリウムは中水準消毒薬で結核菌を不活化もしくは死滅させることができる。（テキスト第8版② p.200～201）
　　　　　　　　　　3

35 局所所見と病態の組合せで正しいのはどれか。1つ選べ。

1. 縮　瞳 ―――――――― 脳幹出血
2. 眼球結膜の黄染 ――― 結膜炎
3. 外頸静脈の怒張 ――― 甲状腺腫
4. 胸膜摩擦音 ――――― 肋骨骨折
5. 筋性防御 ―――――― 尿管結石

[解答・解説]
1. 縮瞳は橋（脳幹）出血、脳幹損傷、有機リン、大麻、ヘロインなどの薬物中毒、サリン、VX、タブンなどの毒ガスで認められる。2. 眼球結膜や皮膚が黄色を呈する（黄染）ものを「黄疸」といい、肝・胆道疾患や溶血性疾患などでみられる。結膜炎では結膜が充血する。3. 半坐位や坐位でも外頸静脈の怒張が認められたならば、緊張性気胸、右心不全、うっ血性心不全、心タンポナーデなどを疑う。甲状腺腫では甲状腺が腫大する。4. 胸膜炎で胸膜面が粗くなった場合には呼吸音とともに雑音を呈するようになる。この音を「胸膜摩擦音」という。肋骨骨折に伴って気胸を生じた場合には握雪感や捻髪音が観察される。5. 消化管穿孔、急性膵炎、壊疽性胆嚢炎、絞扼性イレウスなどにより腹膜炎が引き起こされると、筋性防御、反跳痛、腸雑音の消失が認められる。尿管結石では腰背部や側腹部、下腹部の疝痛発作と血尿が主な症状である。（テキスト第8版 ② p. 60、② p. 51、② p. 67、② p. 66、② p. 72、② p. 73〜74、④ p. 69）　　　　1

36 緊急度について正しいのはどれか。1つ選べ。
1. 重症度の程度と同等である。
2. 予想される入院期間の長さで判断する。
3. 生命予後より機能予後を優先して判断する。
4. 時間経過が予後に影響を与える程度である。
5. 現場での評価はアンダートリアージが推奨される。

[解答・解説]
1. 重症度と緊急度の程度は必ずしも同等ではない。 2. 軽症と中等症の判断は入院の要否で判断するが、長さではない。 3. 生命予後は機能予後より優先される。 4. 緊急度は、時間経過が各病態の生命予後または機能予後に影響を与える程度である。 5. アンダートリアージとは重症度・緊急度を過小評価した結果、高次救急医療機関適応症例を低次救急医療機関に搬送することであり、傷病者の短期機能予後やICU滞在期間・入院期間に悪影響を及ぼす可能性がある。したがって、現場トリアージ実施にあたってはアンダートリアージの回避に重点がおかれ、推奨されるものではない。(テキスト第8版② p.78, ② p.79)　　　　**4**

37 換気状態の変化を最も迅速に反映するのはどれか。1つ選べ。
1. 血圧
2. 心拍数
3. SpO_2値
4. 皮膚の色調
5. 呼気終末二酸化炭素分圧

換気の状態を反映するものとして呼気に含まれる二酸化炭素分圧がある。低換気では呼気二酸化炭素は上昇し、過換気では低下する。呼気終末期における二酸化炭素分圧の値を「呼気終末二酸化炭素分圧」とよび、換気の評価に用いられる。通常は動脈血二酸化炭素分圧に近い値を示す。SpO_2値は傷病者の酸素化の状態を表す。血圧、心拍数、皮膚の色調に影響を与える病態にはさまざまなものがある。(テキスト第8版② p.88, ② p.58, ② p.55, ② p.51)　**5**

38 検査の基準値とはどれか。1つ選べ。
1．健康人の99％が属する検査値
2．健康人の95％が属する検査値
3．健康人の90％が属する検査値
4．健康人の85％が属する検査値
5．健康人の80％が属する検査値

[解答・解説]
　健康人の95％が属する検査値を「基準値」（または基準範囲）という。基準値は異常かどうか、病気にかかっているかどうかのスクリーニングを行うときの指標になる。しかし、基準値を外れていても正常のことがあり、基準値内でも異常のことがある。検査結果は年齢、性別、運動や食事など多くの因子の影響を受ける。測定誤差もある。そのため、基準値を外れていても異常かどうかは臨床症状や他の検査結果などを総合して判断される。(テキスト第8版② p.191)

2

39 気管支拡張の作用を有する薬剤はどれか。1つ選べ。
1．インスリン
2．アスピリン
3．ワルファリン
4．アドレナリン
5．ニトログリセリン

　アドレナリンは交感神経のα受容体、β受容体の刺激作用をもつ。心筋に対しては心収縮力ならびに心拍数および心拍出量の増加をもたらす。一方、気管支の平滑筋を弛緩させ気管支拡張作用をもつ。ほかに気管支拡張薬としてはβ刺激薬、テオフィリン、抗コリン薬などがある。インスリンは血糖降下作用がある。アスピリンは抗血小板作用があり血栓症の予防のためにも頻用されている。ワルファリンは経口用抗凝固薬であり、ニトログリセリンは冠血管拡張作用をもつ硝酸薬である。(テキスト第8版② p.185, ② p.187, ② p.186, ② p.188)

4

40 静脈路確保の方法について正しいのはどれか。2つ選べ。
　1．上肢を拳上した状態で穿刺する。
　2．留置針の穿刺角度は約15～30度とする。
　3．留置針の内筒はリキャップせず廃棄する。
　4．駆血帯は動脈拍動が消失する程度に巻く。
　5．穿刺が成功してから輸液回路を作製する。

[解答・解説]
　1.穿刺部位は心臓の高さよりも低い位置にするため、上肢を拳上した状態での穿刺は不適切である。　2.留置針の穿刺角度は皮膚に対して約15～30度の角度でゆっくり穿刺する。　3.金属製内筒にキャップを付けるとリキャップ事故を起こしやすいことから、留置後の内筒にはキャップを付けず、そのまま専用容器へ廃棄する。　4.駆血帯は適度な強さで巻き、胸骨圧迫を継続しつつ静脈のうっ血を図る。　5.静脈路確保のための時間はできる限り短縮する必要があり、心停止が疑われる通報があった場合、現場出動中の救急車内で予測される病態に合わせて輸液回路などの準備を行うことも考えられ、穿刺前に輸液回路を作成する。（テキスト第8版② p.140～143）　　**2、3**

41 傷病者に対するコミュニケーション技法で**ない**のはどれか。1つ選べ。
　1．アイコンタクト
　2．デブリーフィング
　3．アイスブレーキング
　4．オープンエンドクエスチョン
　5．クローズドエンドクエスチョン

　1.傷病者とのコミュニケーションには言語的なものと非言語的なものがあり、意思の疎通においては非言語的な態度、視線、話し方の抑揚、身ぶり手ぶりなどが大きくかかわっている。　2.デブリーフィングは心的外傷後ストレス障害（PTSD）の発生を予防するための心理的介入手段である。　3.アイスブレーキングは緊迫した雰囲気にある傷病者の気分を和らげるような言動であり、傷病者との望ましい関係を築くうえで手助けとなる。　4.5.傷病者と接触したはじめの段階では、オープンエンドクエスチョンとよぶ自由な質問を多用するのが望ましい。その後、しだいに限局的な質問、すなわちクローズドエンドクエスチョンを用いて手際よく聴取する。（テキスト第8版② p.213）　　**2**

42 メディカルコントロール体制における事後検証について正しいのはどれか。1つ選べ。

1．情報源は救急活動記録票である。
2．結果は個人の人事考課に利用する。
3．目的は救急活動の安全確保である。
4．評価は受け入れ病院の医師が行う。
5．対象は救命できなかった事例とする。

[解答・解説]
1．救急隊員の救急活動記録票は事後検証を進めるための重要な情報源である。 2．結果でとくに禁忌事項に抵触していた場合には指摘のうえ指導、再教育がなされることがある。 3．事後検証の目的は救急活動の質の保証である。 4．検証医や地域のメディカルコントロール協議会によって検証票が作成され救急活動が評価される。 5．特定行為を行った事例や重症外傷などは重要な検証対象になるが、これらに限定されることなく、より幅広い検証対象が設定されることが望ましい。（テキスト第8版② p.18）　　　**1**

43 救急救命士法施行規則に定める救急救命処置録の記載事項はどれか。2つ選べ。

1．傷病名
2．処置の内容
3．指示医師の氏名
4．処置を行った時刻
5．処置を行った場所

救急救命処置録の記載事項は、①救急救命処置を受けた者の住所、氏名、性別および年齢、②同処置を行った者の氏名、③同処置を行った年月日（時刻は必要ない）、④同処置を受けた者の状況、⑤同処置の内容、⑥指示を受けた医師の氏名およびその指示内容、である。傷病名や場所は必要ない。（テキスト第8版② p.30）　　**2、3**

44 リスボン宣言における患者の権利に**含まれない**のはどれか。1つ選べ。

1．情報を得る権利
2．尊厳を得る権利
3．健康教育を受ける権利
4．宗教的支援を受ける権利
5．積極的安楽死を遂げる権利

リスボン宣言における患者の主要な権利は、①良質な医療を受ける権利、②選択の自由についての権利、③自己決定の権利、④情報を得る権利、⑤秘密保持を得る権利、⑥健康教育を受ける権利、⑦尊厳を得る権利、⑧宗教的支援を受ける権利、があげられており、積極的安楽死を遂げる権利はない。同宣言によれば、患者の意思に反する処置については、特別に法律が認める場合、または医の倫理に関する諸原則に合致する場合に、例外的な事例として行うことができるとされている。（テキスト第8版② p.3, ② p.5）　　**5**

45 心停止傷病者の心電図（別冊 No. 2）で除細動が不要なのはどれか。2つ選べ。

1．A
2．B
3．C
4．D
5．E

```
別　冊
No. 2　図
```

[解答・解説]
　Aは多源性心室細動、BはR on Tであり、心室細動に移行しやすい危険な波形であるが除細動は不要である。Cは単形性心室頻拍、Dは粗大な心室細動、Eは心室頻拍（トルサドポアン型）であり、除細動の適応である。（テキスト第8版③67～69）
1、2

46 ショックに共通してみられる徴候はどれか。1つ選べ。

1．頻　脈
2．高体温
3．チアノーゼ
4．心拍出量減少
5．血中乳酸値増加

　1.ショックでは脈拍数は頻脈であるか、さもなければ極端に少ない。　2.敗血症の初期で発熱している場合を除き、ショックを呈する傷病者では低体温になりやすい。　3.敗血症性ショックでは血管抵抗の減少により四肢の末梢は赤みがさすこともあり、チアノーゼはショックに共通してみられる徴候とはいえない。　4.ショックの代償期には心拍出量が減少しているとは限らない。　5.ショックの本質は末梢循環不全であり、酸素供給不足が起こり、酸素を用いる代謝（好気性代謝）が衰弱し、酸素を用いない代謝（嫌気性代謝）が亢進する。その結果として血中乳酸値が上昇する。（テキスト第8版③p.16,③p.23,③p.21,③p.15）
5

47 頭蓋内圧亢進症状でみられるのはどれか。1つ選べ。
1．項部硬直
2．閃輝暗点
3．ケルニッヒ徴候
4．クッシング徴候
5．ブルジンスキー徴候

[解答・解説]
1.3.5.髄膜炎やくも膜下出血などにより、髄膜が刺激された際に出現するのが髄膜刺激症状であり、項部硬直、ケルニッヒ徴候、ブルジンスキー徴候などがある。 2.羞明（強い光を受けた際に、不快感や眼の痛みなどを生じる）、閃輝暗点（一側視野がチカチカする）、城壁スペクトル（鋸歯上の輝きを辺縁にもつ暗点）、などの訴えは血管性頭痛の発作時の症状として重要である。 4.頭蓋内圧亢進時に高血圧と徐脈が認められる現象を「クッシング徴候」というが、これは脳灌流圧を維持するための反応と考えられている。（テキスト第8版② p.64, ③ p.99, ③ p.43）　　4

48 自発呼吸について正しいのはどれか。1つ選べ。
1．呼気時には横隔膜が収縮する。
2．成人の1回換気量は約200mlである。
3．胸腔内圧は吸気時が呼気時よりも低い。
4．酸素吸入は二酸化炭素の排出を促進する。
5．分時換気量が低下すると$PaCO_2$は低下する。

1.呼気は吸気筋である横隔膜と肋間筋群が弛緩することにより受動的に行われる。 2.成人において1回換気量は約500mlである。 3.胸腔の圧は吸気時は$-4 \sim -8$ cmH_2O、呼気時には$-2 \sim -4$ cmH_2Oであり、吸気時が呼気時よりも低い。 4.酸素吸入によりPaO_2が上昇すれば、化学受容体により換気が抑制され、二酸化炭素の排出は低下する。 5.$PaCO_2$は代謝が一定であれば換気量に依存し、換気量が増大すれば減少し、換気量の低下によって上昇する。（テキスト第8版① p.62, ① p.63, ① p.65）　　3

49 頭蓋内圧亢進の改善に効果的なのはどれか。1つ選べ。
1．保　温
2．頭部の回旋
3．低換気の改善
4．ショック体位
5．高流量酸素投与

[解答・解説]
1．搬送時に保温に留意することは必要であるが、頭蓋内圧亢進の改善に効果的であるとはいえない。2．頭蓋内圧亢進時に有効であるとされるセミファウラー位は頭部を挙上することで静脈還流が改善し、頭蓋内血液が減少するため頭蓋内圧は低下する。頭部の回旋ではなく挙上である。3．低換気を改善させれば$PaCO_2$が低下、脳血管は収縮し、その結果、脳血管容積が減少して、頭蓋内血液量が減少するため頭蓋内圧は低下する。4．ショック体位ではなくセミファウラー位が頭蓋内圧を低下させる。5．低酸素血症は脳浮腫をさらに増悪させ、頭蓋内圧亢進の原因となるが、高流量酸素投与が頭蓋内圧亢進を改善させるわけではない。（テキスト第8版⑤ p.49、⑤ p.41）
3

50 反応がない傷病者についての通報で、胸骨圧迫を指示すべき内容はどれか。1つ選べ。
1．全身が痙攣している。
2．橈骨動脈を触れない。
3．瞳孔が散大している。
4．あえぎ呼吸がみられる。
5．口の中に吐物を認める。

1．心停止の直後には、痙攣様の体動が認められることもあるので反応があると判断することはできないが、胸骨圧迫を指示すべき内容でもない。2．市民にとっては脈拍の触知は難しく間違いも多いため、指示すべき内容とはしない。3．瞳孔所見は胸骨圧迫を指示すべき内容にはなっていない。4．（反応がなく）普段どおりの呼吸（正常な呼吸）ではないあえぎ呼吸であれば、心停止と判断して胸骨圧迫を開始するように指導する。5．吐物の場合は、傷病者を横向きにしたり、回復体位をとるように指導する。（テキスト第8版③ p.65、③ p.186）
4

51 心停止となるリスクが高いモニター心電図（別冊 No. 3）はどれか。2つ選べ。

1．A
2．B
3．C
4．D
5．E

別　冊
No. 3　図

[解答・解説]
Aは心房性期外収縮、Bは3度の房室ブロック、Cは洞性徐脈、Dは単形性心室頻拍、Eは洞性頻脈であり、BとDは心停止となるリスクが高いと考えられる。（テキスト第8版③p.67～69）　　**2、4**

52 ショックの分類とその発生機序の組合せで正しいのはどれか。1つ選べ。

1．出血性ショック――――アセチルコリン分泌亢進
2．心原性ショック――――前負荷低下
3．神経原性ショック―――交感神経系緊張低下
4．敗血症性ショック―――血管抵抗上昇
5．閉塞性ショック――――心収縮力低下

1. 出血性ショックでは自律神経作動物質としてはノルアドレナリン、アドレナリンが作用する。アセチルコリンは副交感神経の神経伝達物質である。 2. 心原性ショックでは心機能が低下することにより前負荷は増大する。 3. 神経原性ショックは、血管を収縮させるはたらきをもつ交感神経系の作用低下、あるいは交感神経と対立的に作用する副交感神経系の作用亢進により、血管の拡張、心拍数の減少などの循環維持に不都合な状況がつくりだされた病態である。 4. 敗血症性ショックの本質的な要素は、血管抵抗の減弱であり、これにより相対的に循環血液量が不足し、血圧低下が起こる。 5. 閉塞性ショックは心筋そのものが原因ではなく、心臓が周囲から圧迫されるために拡張が妨げられて、十分な血液量を駆出できない病態である。（テキスト第8版①p.78，①p.45，④p.44，③p.21，③p.19）　**3**

53 腹痛を訴える傷病者で内臓痛を疑う所見はどれか。1つ選べ。
1．腹壁が硬い。
2．反跳痛がある。
3．腸雑音が停止する。
4．痛みの強さが持続的である。
5．圧痛の局在が不明瞭である。

[解答・解説]
　内臓痛は腸炎などが原因で腸管内容が増加し腸管が拡張することや、腸管が痙攣することによる痛みである。痛みの局在がはっきりせず、腹壁は比較的軟らかい。ブスコパンなどの腸管の動きを止める薬剤が腹痛を軽減する。腹壁が硬い（板状硬）や反跳痛、腸雑音の停止は腹膜刺激徴候としてみられる体性痛であり、持続的な腹痛となる。（テキスト第8版③p.113，②p.73）
　　　　　　　　5

54 2010年に改訂されたわが国の「救命の連鎖」について正しいのはどれか。2つ選べ。
1．1つめの輪は心停止の予防である。
2．2つめの輪は一次救命処置（CPRとAED）である。
3．3つめの輪は救急救命士の特定行為を含む。
4．4つめの輪は心拍再開までの救命処置を意味する。
5．成人と小児の「救命の連鎖」が統一された。

　1つめの輪は心停止の予防である。2つめの輪は心停止の早期認識と通報である。3つめの輪は一次救命処置である。4つめの輪は二次救命処置と心拍再開後の集中治療を意味する。わが国では成人と小児の違いを少なくし共通の手順で行うことを反映した独自の「救命の連鎖」が新たに作成された。（テキスト第8版③p.90）
　　　　　　　　1、5

55 持続時間が短いめまいの反復が特徴なのはどれか。1つ選べ。
1．小脳出血
2．前庭神経炎
3．突発性難聴
4．メニエール病
5．良性発作性頭位めまい症

　小脳出血や前庭神経炎では数日〜数週間に及ぶことがある。突発性難聴は短時間、反復性ではない。メニエール病では数時間持続してみられる。良性発作性頭位めまい症では数十秒間の短いめまいが頭位変換で繰り返し、誘発される。（テキスト第8版③p.157〜160）
　　　　　　　　5

56 意識障害の原因と徴候の組合せで正しいのはどれか。1つ選べ。
　1．髄膜炎――――――――縮　瞳
　2．尿毒症――――――――呼気ニンニク臭
　3．覚醒剤中毒――――――体温低下
　4．糖尿病性昏睡―――――クスマウル呼吸
　5．一酸化炭素中毒―――――皮膚蒼白

[解答・解説]
　1．意識障害に縮瞳が認められるのは橋出血、有機リン中毒、麻薬中毒が代表的であり、髄膜炎では項部硬直などの髄膜刺激症状が認められる。　2．尿毒症はアンモニア臭であり、ニンニク臭は肝性昏睡で認められる。　3．覚醒剤中毒では行動異常を伴う高熱を認める。　4．クスマウル呼吸は糖尿病性昏睡などの代謝性アシドーシスで認められる。　5．一酸化炭素中毒では顔面紅潮し、蒼白となるのはショックで多い。（テキスト第8版③p.49，③p.50）　　4

57 図（別冊 No.4）に示す斜線の範囲の感覚障害を示す末梢神経損傷はどれか。1つ選べ。
　1．腕神経叢
　2．上腕神経
　3．橈骨神経
　4．正中神経
　5．尺骨神経

　　別　冊
　　No.4　図

正中神経麻痺では手掌側の第1～3指と第4指の母子側の感覚低下が出現する。尺骨神経麻痺では小指と環指尺側の知覚障害をきたす。橈骨神経では手背橈骨側の感覚障害が出現する。腕神経叢、上腕神経の感覚障害は図（別冊 No.4）のような末梢のみに生じることはない。（テキスト第8版③p.155）　4

58 喀血の特徴的な所見はどれか。2つ選べ。
　1．咳嗽に伴う。
　2．悪心を伴う。
　3．鮮紅色である。
　4．心窩部痛を伴う。
　5．食物残渣を混じる。

喀血はほとんどの場合に咳嗽を伴う。悪心・嘔気などの腹部不快感を前駆症状とする場合や心窩部痛がある場合は吐血を考える。喀血では排泄されたものは鮮紅色である。また、食物残渣を混じる場合は吐血を考え、喀血であれば泡沫状で痰を混じる。（テキスト第8版③p.188，③p.190，③p.191）　1、3

59 救急救命士による乳児の救命処置で推奨されているのはどれか。2つ選べ。
1．気管挿管による気道確保
2．アドレナリンの静脈内投与
3．脈拍60/分未満での人工呼吸
4．呼吸数10/分未満での人工呼吸
5．マギール鉗子による気道異物除去

[解答・解説]
　乳児の気道確保は頭部後屈あご先挙上法もしくは下顎挙上法によって行う。気管挿管、薬剤投与の適応基準は十分に考慮しても8歳以上である。脈拍が確信できても60/分未満の徐脈で、かつ循環が悪い場合は、まず気道確保と人工呼吸を行う。呼吸数10/分未満の徐呼吸は呼吸停止を待たずに人工呼吸を開始する。気道異物除去は乳児の場合、背部叩打法と胸部突き上げ法を用い、それでも異物が除去できない場合には、喉頭鏡とマギール鉗子を使用するが、乳児へのこれらの使用は困難を伴うので、訓練を行っていない救急隊員は原則として避けるべきである。（テキスト第8版③ p.88, ③ p.89）　　3、4

60 心拍再開後の脳障害の増悪因子とならないのはどれか。1つ選べ。
1．心肺停止時間
2．心肺停止中の低体温
3．心拍再開後の高血糖
4．心拍再開後の呼吸障害
5．心拍再開後の循環障害

　心肺停止の持続時間は、心拍再開後の機能回復の程度を決定する重要な因子である。心拍再開後の脳障害を予防・軽減する試みの1つとして低体温療法の効果が確認されている。心拍再開後の高血糖は脳障害を増悪させる因子である。正常な呼吸と循環の維持は、心拍再開直後の治療における最優先事項である。（テキスト第8版③ p.64, ③ p.65）　　2

61 腰背部痛を訴える疾患と特徴的な症候の組合せで**誤っている**のはどれか。1つ選べ。
    1．急性膵炎――――――――皮下出血
    2．尿管結石――――――――血　尿
    3．十二指腸潰瘍―――――――タール便
    4．胸椎圧迫骨折―――――――膀胱直腸障害
    5．腹部大動脈瘤破裂―――――ショック

[解答・解説]
　1．膵炎では視診でグレイ-ターナー徴候（側腹壁の皮膚出血斑）、カレン徴候（臍周囲の皮膚出血斑）が有名である。　2．尿路結石では腰背部や側腹部、下腹部の疝痛発作と血尿が主な症状である。　3．黒色便（タール便）を認めた場合は上部消化管出血を疑う。　4．圧迫骨折は椎体の前方部分がつぶれてくさび状に変形する骨折であり、脊髄は損傷を受けないため膀胱直腸障害はない。　5．腹部大動脈瘤の破裂により、突然、持続性の強い下腹部痛や腰痛が出現する。出血量が多くなるとショックを呈する。（テキスト第8版④ p.62, ④ p.69, ④ p.51, ④ p.58, ④ p.43）　　　　4

62 高二酸化炭素血症を起こす疾患とそのメカニズムの組合せで正しいのはどれか。2つ選べ。
    1．喉頭蓋炎――――――――上気道閉塞
    2．高度肥満症―――――――運動神経障害
    3．フグ毒中毒―――――――神経筋障害
    4．有機リン中毒――――――胸郭運動制限
    5．慢性閉塞性肺疾患―――――呼吸中枢抑制

　上気道閉塞を起こす疾患としては喉頭蓋炎、扁桃周囲膿瘍、熱傷などがある。高度肥満は高二酸化炭素血症を起こすが、その原因は胸郭の運動制限による。フグ毒中毒、有機リン中毒は神経筋障害によって起こる。慢性閉塞性肺疾患は死腔が増加するために高二酸化炭素血症が引き起こされる。（テキスト第8版③ p.12）　　　1、3

63 右顔面と左上下肢の運動麻痺を生じる障害部位はどこか。1つ選べ。
    1．大脳皮質
    2．視床下部
    3．橋
    4．小脳
    5．延髄

　顔面を含めた脳神経の麻痺側と四肢の麻痺側が違うときには交叉性片麻痺（以前は交代性片麻痺といわれていた）とよばれ、脳幹部に病変があるときの所見である。（テキスト第8版② p.62）　　　　3

64 図（別冊 No. 5）に示す視野異常を来す障害部位はどれか。1つ選べ。
1．網　膜
2．視神経
3．視交叉
4．視　索
5．後頭葉

```
別　冊
No. 5　図
```

[解答・解説]
　視覚路のどの部位の障害でも視野の異常が起こり得る。網膜や視神経の障害で一側に障害が起きる。視交叉の障害では両耳側半盲が起きる。視索では同名半盲、後頭葉の障害では黄斑回避の同名半盲が生じる。（テキスト第8版③ p. 162, ③ p. 163）

3

65　本態性てんかんの初発年齢で多いのはどれか。1つ選べ。
1．0～2歳
2．2～18歳
3．18～35歳
4．35～65歳
5．65歳以上

　初発年齢による痙攣の原因では、0～2歳では遺伝性疾患、周産期異常、2～12歳では本態性てんかん、感染症、12～18歳では本態性てんかん、頭部外傷、18～35歳では頭部外傷、アルコール中毒、35歳以上では脳腫瘍、脳血管障害、アルコール中毒が多い。（テキスト第8版③ p. 133）

2

66　運動神経（錐体路）の走行で正しいのはどれか。1つ選べ。
1．大脳皮質→内包→小脳→皮質脊髄路→脊髄後角
2．大脳皮質→内包→中脳大脳脚→皮質脊髄路→脊髄前角
3．大脳皮質→内包→中脳大脳脚→皮質脊髄路→脊髄後角
4．大脳皮質→中脳大脳脚→内包→皮質脊髄路→脊髄前角
5．大脳皮質→中脳大脳脚→小脳→皮質脊髄路→脊髄後角

　錐体路は運動機能の伝達路で、「皮質脊髄路」ともよばれる。前頭葉運動領野→内包膝部→内包後脚→大脳脚→橋→延髄腹側の錐体で交叉→対側の脊髄側索を下行→脊髄前角の経路である。（テキスト第8版① p. 48）
　運動神経が前角から出ることと、内包と大脳脚の位置関係を理解していれば、解答は容易。

2

67 搬送先の医療機関において傷病者の尿に写真（別冊 No. 6）のような着色がみられた。尿着色の原因と**ならない**のはどれか。1つ選べ。
1．熱中症
2．腎損傷
3．気道熱傷
4．溶血性貧血
5．横紋筋融解症

別　冊
No. 6　写　真

[解答・解説]
　選択肢から考えると、
熱中症→Ⅲ度で横紋筋融解を合併すれば、ミオグロビン尿が起こり得る
腎損傷→血尿の可能性あり
気道熱傷→単独では尿の異常の可能性は低い
溶血性貧血→ヘモグロビン尿
横紋筋融解症→ミオグロビン尿
ということで、気道熱傷が正解となる。
　別冊 No. 6 の写真では色調があまり鮮明ではなく、鮮紅色なのか、ポートワイン様の色なのか判然としないが、上述のように、この写真がなくても解答可能。
（テキスト第 8 版③ p. 199「尿の異常」の項参照）
3

68 キーゼルバッハ部位からの鼻出血について正しいのはどれか。1つ選べ。
1．出血源の血管は太い。
2．口腔内へ血液が流れやすい。
3．出血源は鼻前庭外側にある。
4．用指圧迫止血が期待できる。
5．両側の鼻孔からの血液流出をみる。

　鼻出血に関しては、テキスト第 8 版③ p. 204～208 を参照。テキスト第 8 版③ p. 205 の図 25-1 ではややわかりにくいが、鼻腔の入り口が「外鼻孔」で、ここから中枢側の、皮膚で覆われている鼻腔の内部が「鼻前庭」である（鼻毛が生えている部分が鼻前庭）。さらに、鼻前庭から奥の、鼻粘膜で覆われている部分がキーゼルバッハ部位であり、鼻腔が軽微な刺激で出血しやすいのは、粘膜が薄いためで、太い血管が存在するわけではない。鼻孔が近いため、出血は口腔内に垂れ込むことは少ない。末梢に近いため、圧迫での止血が期待できる。出血は機械的な刺激によるものがほとんどなので、両側からの出血をみることは少ない。
4

69 精神・神経症状で緊急度の高いのはどれか。1つ選べ。
 1．希死念慮
 2．記憶障害
 3．昏迷状態
 4．睡眠障害
 5．見当識障害

[解答・解説]
　精神疾患の重症度はテキスト第8版④p.177を参照。希死念慮は、文字どおり、自らの死を望む精神状態であり、自殺などの行動に出る可能性が高いため、緊急な対処を要する。自傷他害の可能性が高いときには、救急隊のみの対処でなく、警察が介入すべきことが法律で定められている。（テキスト第8版④p.178「精神科救急と関連する法律」の項も参照のこと）　1

70 体性痛による胸痛を来す疾患はどれか。2つ選べ。
 1．気　胸
 2．帯状疱疹
 3．大動脈解離
 4．虚血性心疾患
 5．逆流性食道炎

　体性痛・内臓痛・関連痛についてはテキスト第8版③p.106を参照。体性痛は、痛みの部位が限局していて、疼くような痛み、差し込むような痛みであり、問診で痛む部位を尋ねると、はっきりと「ここが痛い」ということができる痛みである。一方、内臓痛は、痛みの部位が明確でなく、締めつけられるような痛みで、特有な不快感を伴う。さらに、痛む部位をさすったり、ほかのことを考えたりすること（心理的刺激）で軽快する傾向がある。関連痛は、痛みの性状は内臓痛に近いが、部位が漠然としている。また、痛みの部位を圧迫したり、動かしたりしても、痛みが増悪しないのが特徴である。　1、2

71 心室細動の原因として**考えにくい**のはどれか。1つ選べ。
　　1．急性冠症候群
　　2．QT 延長症候群
　　3．ブルガダ症候群
　　4．マルファン症候群
　　5．クラッシュ症候群

[解答・解説]
　マルファン症候群についてはテキスト第8版①p.162を参照。結合組織の先天異常で、大動脈壁が脆弱なため、急性大動脈解離を起こしやすい（テキスト第8版④p.42）が、心室細動はあまり関係ない。急性冠症候群は心筋障害や刺激伝導系の障害から、心室細動を起こす可能性がある。QT 延長症候群は、心電図で QT 間隔の延長がみられる症候群で、先天性のものと、薬剤性を代表とする後天性のものがあり、いずれも心室頻拍や心室細動を起こしやすい。ブルガダ症候群は、特徴的な心電図所見を示す病態で、心室細動から突然死をきたすことが知られている。クラッシュ症候群では、高カリウム血症から心室細動に至る可能性がある。
　　　　　　　　　　　　4

72 頭蓋外の血管の拡張による頭痛はどれか。1つ選べ。
　　1．低血糖
　　2．片頭痛
　　3．カフェイン中毒
　　4．一酸化炭素中毒
　　5．高二酸化炭素血症

　頭痛一般はテキスト第8版③p.96〜105を参照。とくに頭痛の機序に関しては、テキスト第8版③p.97の表8-4に詳しく記載されている。
　片頭痛（偏頭痛とも記載される）は、頭の片側のみに発作的に発生し、脈打つような痛みや嘔吐などの症状を伴うことが多い疾患で、原因は行動によるもの、環境によるもの、感染によるもの、食物によるもの、化学作用によるもの、ホルモンによるものなど、多岐にわたる。正確な病態はいまだに解明されていないが、血管収縮剤が効果を示すため、急激な血管拡張が関係している可能性が高いとされる。また、最近ではもっと広範な脳機能不全であるとの考え方もある。
　　　　　　　　　　　　2

73 外傷による心肺停止の際の緊急開胸術の**目的でない**のはどれか。1つ選べ。
　　1．心拍出量の確保
　　2．冠動脈の血行再建
　　3．下行大動脈の遮断
　　4．穿通性心外傷の修復
　　5．心タンポナーデの解除

[解答・解説]
　開胸心臓マッサージ（Emergency Room Thracotomy；ERT）については、テキスト第8版③p.80を参照。心拍出量を確保することは、結果的に冠動脈の血行を改善するが、「再建」するわけではない。医学用語で「血行再建」とは、血管そのものを外科的手技で修復する方法のことで、冠動脈バイパスなどがこれにあたるが、外傷に対するERTで行われることはない。　　　　　　　　　　**2**

74 失神を来すのはどれか。2つ選べ。
　　1．肝性昏睡
　　2．起立性低血圧
　　3．ケトアシドーシス
　　4．低ナトリウム血症
　　5．アダムス・ストークス症候群

　失神についてはテキスト第8版③p.125を参照。失神の定義は「脳血流の低下に起因し、自然に回復する一過性の意識消失と姿勢緊張の消失」とされており、「脳血流の低下」「自然かつ完全に意識が回復する」のがポイントである。また脳に何らかの器質的障害がある場合は失神の定義から外れる。
　肝性昏睡は、肝機能低下に伴い、アンモニアなどの物質が蓄積することによって起こり、脳血流は関係がない。ケトアシドーシスも同様である。低ナトリウム血症は、痙攣を起こし、意識を失うことがあるが、脳血流の低下はないため、狭義の失神の定義とは異なる。　**2、5**

75 嘔吐の特徴と原因疾患の組合せで**誤っている**のはどれか。1つ選べ。
1．噴出性の嘔吐――――脳出血
2．胆汁様の吐物――――幽門狭窄
3．糞便臭の吐物――――大腸がん
4．朝食前の嘔吐――――尿毒症
5．眼痛を伴う嘔吐――――緑内障

[解答・解説]
　嘔吐についてはテキスト第8版③p.184～187を参照。嘔吐の原因については同じくテキスト第8版③p.186の表21-1にまとめてある。
　1．噴出性の嘔吐は、脳出血や脳腫瘍などによる頭蓋内圧亢進に特徴的とされる。　2．胆汁は十二指腸のファーター乳頭から十二指腸に排出されるので、胃と十二指腸の間の通過障害が起こる幽門狭窄では、胆汁様の嘔吐はまれである（胃切除術後などで消化管吻合が行われている場合はこの限りではない）。　3．大腸癌でイレウスが起これば、糞便臭のある嘔吐は起こり得る。　4．朝食前の嘔吐は、機序は明らかではないが、妊娠初期や尿毒症に特徴的とされている。　5．緑内障発作は眼痛に嘔吐と頭痛を伴うため、くも膜下出血との鑑別が重要な病態の1つである。
　　　　　　　　　　2

76 発熱時の病態について**誤っている**のはどれか。1つ選べ。
1．舌は乾燥する。
2．代謝は亢進する。
3．体液量は増加する。
4．心拍数は増加する。
5．呼吸数は増加する。

　発熱についてはテキスト第8版③p.209～213を参照。常識の範疇でも解答可能な問題で、発熱によって不感蒸泄や発汗が増加すれば、当然体液量は低下する。
　　　　　　　　　　3

77 小児の気管支喘息発作で大発作にあたる臨床症状はどれか。2つ選べ。
1．横になりたがる。
2．異様な興奮状態を示す。
3．会話は一語区切りである。
4．眠れずに時々目を覚ます。
5．歩行で呼吸困難が増強する。

　小児の気管支喘息はテキスト第8版④p.136ならびに④p.137の表13-9を参照。大発作に限らず、喘息発作の患者は、臥位より坐位のほうが呼吸が楽と訴える。興奮状態は低酸素血症の反映であり、早急な処置が必要である。呼吸が苦しいため、会話は著しく困難になる。
　　　　　　　　　　2、3

78　重症度の高い熱性痙攣の特徴はどれか。2つ選べ。
　　1．1歳未満である。
　　2．全身性痙攣である。
　　3．痙攣後に睡眠する。
　　4．痙攣に左右差はない。
　　5．持続時間は15分以上である。

[解答・解説]
　熱性痙攣は、原則的に1〜5歳までの疾患であり、これを外れる年齢の場合、他の疾患も考慮に入れる必要がある。発熱に伴って起こる全身性痙攣であり、症状には左右差はなく、通常は15分以内で軽快する。痙攣後に入眠するのは通常の反応であり、これだけでは異常とはいえない。
　　　　　　　　　　1、5

79　心臓について正しいのはどれか。1つ選べ。
　　1．心筋を灌流した血液は左心房に戻る。
　　2．収縮期の開始時に大動脈弁が閉鎖する。
　　3．安静時に1分間に約10*l*の血液を駆出する。
　　4．肺循環で酸素化された血液は右心房に戻る。
　　5．僧帽弁と三尖弁との閉鎖でⅠ音が発生する。

　循環器の解剖はテキスト第8版①p.67〜78を参照。大循環系の静脈はすべて右心系に還流する。冠静脈も例外ではなく、左房室間溝に存在する冠静脈洞に集まり、右房に注ぐ。一方、肺循環の静脈は左心系に還流する。
　Ⅰ音は、収縮期の始まりに、僧帽弁と三尖弁が閉じる音である。収縮期は、左心系が収縮して血液が全身に送り出されるので、大動脈弁は開放する。この音がⅡ音である（テキスト第8版①p.73　図1-6-7）。1分間の心拍出量は体重60kgの成人でおおむね毎分5*l*前後である。心拍出量は、1回心拍出量×心拍数なので、心拍数60回と考えると、1回拍出量は80m*l*前後となる。
　　　　　　　　　　5

80　失神を来しにくい疾患はどれか。1つ選べ。
　　1．心室頻拍
　　2．僧帽弁狭窄症
　　3．大動脈弁狭窄症
　　4．完全房室ブロック
　　5．洞機能不全症候群

　失神についてはテキスト第8版③p.125に記載があるが、ここでは、テキスト第8版④p.35も参照。極端な頻脈・徐脈は、脳血流量の低下による失神を起こすことがある。大動脈弁狭窄症でみられる失神も脳血流量低下による。一方、僧帽弁狭窄症は左心房から左心室への拍出が阻害され、結果的に左心房圧が上昇し、肺高血圧、肺水腫、右心不全、心房細動などが起こるが、失神はまれである。
　　　　　　　　　　2

81 精神障害と症状の組合せで正しいのはどれか。1つ選べ。
　1．PTSD────────認知機能低下
　2．気分障害────────カタレプシー
　3．統合失調症────────妄　想
　4．解離性障害────────失　禁
　5．パニック障害────────幻　覚

[解答・解説]
　精神障害はテキスト第8版④p.173を参照。精神症状の名称はある程度暗記するしかない。PTSDはテキスト第8版④p.182の表16-5を、パニック障害はテキスト第8版④p.181の表16-4を参照のこと。カタレプシーは一定の姿勢を過度に長時間とり続ける状態で、統合失調症の症状の1つである。　3

82 低血糖傷病者で観察される所見はどれか。1つ選べ。
　1．徐　脈
　2．腹　痛
　3．発　汗
　4．失調性呼吸
　5．呼気アセトン臭

　低血糖については、テキスト第8版④p.75を参照。低血糖発作では、ホメオスターシス機序により、交感神経興奮状態となるため、頻脈や発汗がみられる。呼吸の異常は通常みられない。　3

83 貧血について正しいのはどれか。2つ選べ。
　1．鉄の欠乏で生じる。
　2．出血性ショックの原因となる。
　3．赤血球の寿命は約1か月である。
　4．慢性感染症で生じる貧血は二次性貧血に分類される。
　5．成人男性のヘモグロビンの基準値は成人女性よりも低い。

　貧血に関してはテキスト第8版④p.84を参照。鉄欠乏やビタミンB_{12}、葉酸の欠乏は貧血を起こす。赤血球の寿命は80～120日であり、何らかの原因で寿命が短縮すると貧血の原因になる。一方、造血系に関係のない原因による貧血を二次性貧血とよぶ。　1、4

84 知覚障害を**来さない**脳出血はどれか。1つ選べ。
　1．橋出血
　2．小脳出血
　3．視床出血
　4．被殻出血
　5．皮質下出血

　テキスト第8版④p.12の表2-3を参照。この表をこのまま覚えてもいいが、知覚神経の経路（知覚伝導路：テキスト第8版①p.49、④p.7に簡単な記載がある）を思い出せば解答は容易。
　小脳は姿勢の制御に関係し、障害が起こると「失調」とよばれる症状が起こるが、知覚障害はみられない。（テキスト第8版①p.38）　2

85 分娩第3期はどれか。1つ選べ。
1．陣痛発来から子宮口全開大まで
2．子宮口全開大から児頭娩出まで
3．児頭娩出から児娩出まで
4．児娩出から胎盤娩出まで
5．胎盤娩出後

[解答・解説]
　正常分娩については、テキスト第8版④p.161を参照。選択肢1は分娩第1期、選択肢2と3を合わせて分娩第2期である。
　　　　　　　　　　4

86 過換気症候群でみられるのはどれか。2つ選べ。
1．発　熱
2．散　瞳
3．空気飢餓感
4．SpO₂値低下
5．手指のしびれ

　過換気症候群はテキスト第8版④p.29に記載がある。器質的障害がないことが定義なので、酸素飽和度の低下があれば過換気症候群ではなく、過換気をきたす呼吸器疾患を疑う。発熱の際に起こる頻呼吸も生理学的現象であり、過換気症候群とはいわない。テキスト第8版④p.181の「解離性（転換性）障害」の項も参照のこと。　3、5

87 腎前性腎不全の原因となるのはどれか。1つ選べ。
1．白血病
2．異型輸血
3．大量出血
4．尿路結石症
5．パラコート中毒

　腎不全に関しては、テキスト第8版④p.66、および同ページの表6-1を参照。腎前性腎不全とは、循環血液量減少や、腎血管の異常などにより、腎血流が減少して起こる病態で、腎臓自体に異常がある腎性腎不全、尿路の閉塞機転によって起こる腎後性と区別される。白血病は異常蛋白などで、異型輸血は溶血によって生じたミオグロビンで腎性の腎不全を起こす。パラコートも直接の腎障害作用がある。　　　　　3

88 動脈塞栓症を引き起こすのはどれか。1つ選べ。
1．心室細動
2．右房粘液腫
3．下肢静脈瘤
4．三尖弁狭窄症
5．感染性心内膜炎

　動脈塞栓症・静脈塞栓症はテキスト第8版④p.45〜46を参照。心房細動は、心臓の不規則な収縮で生じた血栓が、感染性心内膜炎では菌塊が動脈に詰まり塞栓を起こすことがある。同様に、左房粘液腫は動脈閉塞を起こす可能性がある。下肢静脈瘤は肺血栓塞栓症の原因となり得る（通常、「動脈塞栓」は体循環系の血管をさし、肺動脈塞栓は別に考える）。　5

89 廃用症候群で特徴的にみられるのはどれか。2つ選べ。
1．跛　行
2．褥　瘡
3．誤　嚥
4．骨　折
5．関節拘縮

[解答・解説]
廃用症候群とは、いわゆる「寝たきり」の状態で起こる障害であり、運動しないことによる筋骨格系の萎縮や、褥瘡などの症状がみられる。寝たきり状態では誤嚥性肺炎もよくみられるが、これは嚥下機能の低下や反射の低下が関係している。
2、5

90 腸管出血性大腸菌による感染症でみられるのはどれか。2つ選べ。
1．徐　脈
2．血　便
3．腹　痛
4．筋肉痛
5．低体温

腸管出血性大腸菌についてはテキスト第8版④p.115を参照。腸管出血性大腸菌は、尿毒症や血小板減少を伴うことがあり、この場合は致死的になり得る。また、意識障害や痙攣などの脳症を伴うこともある。
2、3

91 腰椎椎間板ヘルニアについて正しいのはどれか。1つ選べ。
1．突然発症する。
2．高齢者に多い。
3．知覚障害を伴わない。
4．髄核は前側方に脱出する。
5．搬送時には体を一直線に固定する。

腰椎椎間板ヘルニアについてはテキスト第8版④p.91を参照。腰椎椎間板ヘルニアは、若年者に突然起こるのが特徴である。椎間板の髄核は後側方に脱出することが多い。腰痛とともに下肢の知覚・運動障害が起こる。搬送に際しては、膝の背側に枕などを入れ、膝を曲げたほうが症状が軽減する傾向がある。
1

92 風疹について正しいのはどれか。2つ選べ。
1．空気感染である。
2．二峰性発熱を認める。
3．発疹は融合することが多い。
4．発熱と発疹とは同時に出現する。
5．妊婦では胎児奇形の原因となる。

風疹はテキスト第8版④p.140を参照。本年（2013年）は風疹がかつてないほど流行している。妊婦が感染すると、胎児の奇形を起こす可能性があり、ワクチン接種が推奨されている。「空気感染」は「飛沫核感染」のことであり、結核、麻疹、水痘が代表的な疾患である。風疹は飛沫感染。発疹は癒合せず、色素沈着を残さない。発熱は二峰性ではなく、熱と発疹は同時に起こる。
4、5

93 高齢者の脊椎圧迫骨折について正しいのはどれか。1つ選べ。
1．男性に多い。
2．わずかな外力で起こる。
3．上部胸椎に起こりやすい。
4．変形性脊椎症が原因となる。
5．間欠性跛行を呈することが多い。

[解答・解説]
高齢者の圧迫骨折はテキスト第8版④ p.156を参照。閉経後の女性に多く、体重のかかる胸腰椎移行部より尾側に好発する。症状は背部痛だけのことが多く、神経症状はまれである。
2

94 穿孔性腹膜炎傷病者で観察される所見はどれか。2つ選べ。
1．反跳痛
2．頻回嘔吐
3．筋性防御
4．背部放散痛
5．腸雑音亢進

消化管穿孔についてはテキスト第8版④ p.57〜58を参照。管腔臓器の腹腔内穿孔では、程度の差はあれ腹膜刺激症状が起こるので、選択肢の中では腹膜刺激症状である1と3が解答となるが、その他の症状もみられないわけではない（ただし、激烈な腹痛にマスクされ、表に出ないことが多い）。
1、3

95 ビタミンとその欠乏症状の組合せで正しいのはどれか。1つ選べ。
1．ビタミンA————貧　血
2．ビタミンB_{12}————口内炎
3．ビタミンC————夜盲症
4．ビタミンD————作　話
5．ビタミンK————出血傾向

ビタミン欠乏は、テキスト第8版④ p.78ならびに同ページの表7-6を参照。これは暗記するしかないであろう。ビタミンA欠乏は夜盲を、ビタミンB_{12}欠乏は悪性貧血を起こす。ビタミンB_1欠乏では、健忘と作話を特徴とするコルサコフ症候群が起こる。
5

96 疾患と症候の組合せで正しいのはどれか。2つ選べ。
1．膀胱炎————疝痛
2．尿道炎————排尿痛
3．尿管結石————残尿感
4．前立腺肥大————尿閉
5．ネフローゼ症候群————発熱

泌尿・生殖器系の症候についてはテキスト第8版④ p.64〜70を参照。膀胱炎は通常頻尿や残尿感が主訴で、痛みはない。尿管結石は疝痛発作が特徴である。ネフローゼは蛋白尿とこれに伴う浮腫が主な症状で、発熱はみられない。
2、4

97 高熱、右上腹部痛および黄疸を特徴とするのはどれか。1つ選べ。
1．急性膵炎
2．急性胆嚢炎
3．急性胃粘膜病変
4．十二指腸潰瘍穿孔
5．上腸間膜動脈血栓症

[解答・解説]
　消化器疾患の主な症状はテキスト第8版④ p.47〜63を参照。黄疸が起こるのは、胆道系の何らかの異常を示唆し、高熱からは感染性の疾患が疑われるため、急性胆嚢炎が正解となる。胆石に起因する膵炎もあるが、この場合、黄疸や発熱はみられない。　　　　　　　　　2

98 髄膜炎に特徴的な症候はどれか。2つ選べ。
1．頭　痛
2．縮　瞳
3．片麻痺
4．低体温
5．項部硬直

　髄膜炎に特徴的な症状は、テキスト第8版④ p.133〜134を参照。髄膜炎の三徴は、発熱・頭痛・嘔吐で、この三徴のすべてが出現することが多い。項部硬直などの髄膜刺激症状は、出現すれば診断は容易であるが、必ずしも全例でみられるわけではない。　　　　　　　1、5

99 C型肝炎について正しいのはどれか。1つ選べ。
1．慢性化しやすい。
2．経口感染である。
3．劇症化しやすい。
4．近年増加している。
5．発熱を呈することが多い。

　急性肝炎についてはテキスト第8版④ p.60を参照。C型肝炎の主な感染経路は、輸血や針刺しなどの血液であり、近年減少傾向にある。慢性化する可能性もある。　　　　　　　　1

100 小児の急性喉頭蓋炎をクループ症候群と鑑別するのに有用な症候はどれか。1つ選べ。
1．流　涎
2．喘　鳴
3．陥没呼吸
4．犬吠様咳嗽
5．吸気性呼吸困難

　午前A第100問については、採点対象から除外する扱いがとられた。（理由：難易度が高いため）

　テキスト第8版④ p.135ならびに同ページの表13-8を参照。吸気性の呼吸困難と犬吠様咳嗽はクループ症候群と急性喉頭蓋炎のどちらにもみられ、喘鳴や陥没呼吸はどちらにもみられない。一方、流涎は急性喉頭蓋炎に特徴的で、クループではまれとされている。

101 甲状腺機能低下症でみられるのはどれか。1つ選べ。
1．振　戦
2．多　汗
3．頻　脈
4．全身浮腫
5．眼球突出

[解答・解説]
　甲状腺機能低下症は、甲状腺からのホルモン分泌量の減少またはホルモンに対するレセプター異常により、甲状腺ホルモンの作用が発揮されない状態である。無力感、傾眠、寒がりがみられる。身体所見としては下腿から全身に及ぶ非圧痕性浮腫を特徴とする粘液水腫を生じる。ほかに、甲状腺腫大、毛髪・眉毛の脱落、徐脈、心肥大、心嚢液貯留を認める。4以外は、甲状腺機能亢進症の症状である。（テキスト第8版④ p.76）
4

102 急性大動脈解離に特徴的な胸痛はどれか。2つ選べ。
1．左肩の鈍痛を伴う胸痛
2．深呼吸で変動する鋭い胸痛
3．胸部から背部に移動する疼痛
4．急激に生じ徐々に軽減する胸痛
5．一本の指先で指し示すことができる範囲の胸痛

　大動脈解離の痛みの部位は解離の部位に一致し、Ⅰ型大動脈解離では前胸部胸骨下から始まり、しだいに背部、さらに腹部に及ぶ。時に下肢、頸部さらに頭部に及ぶこともある。最初は心筋梗塞を思わせるような激烈な痛みであり、部位が移動することと、徐々に軽快してくることも特徴の1つである。（テキスト第8版④ p.34）　3、4

103 認知症の中核症状はどれか。2つ選べ。
1．徘　徊
2．不　穏
3．妄　想
4．記憶障害
5．見当識障害

　わが国の認知症の患者数は軽症のものも含めると200万人程度、85歳以上では4人に1人とさえいわれている。認知症には、必ず出現する「中核症状」と個人によって症状が異なる「周辺症状」がある。中核症状は、記憶障害、見当識障害、失認（感覚器は正常なのに状況が正しく認識できない）、失行（手足は動くが正しい動きができない）、失語（その場に合った適切な言葉が出ない）、実行機能障害（目的に合った一連の調整のとれた行動ができない）、日常生活での判断ができない（例：気候に合った洋服を選ぶことができない、など）などがある。（テキスト第8版④ p.153）　4、5

104　食中毒原因微生物で潜伏期が最も短いのはどれか。1つ選べ。
　1．赤痢菌
　2．ノロウイルス
　3．腸炎ビブリオ
　4．黄色ブドウ球菌
　5．カンピロバクター

[解答・解説]
　黄色ブドウ球菌は、毒素を直接接種することにより発症するので、潜伏期が30分〜6時間と短いのが特徴である。調理師の手指の化膿創などが原因となることが多い。(テキスト第8版④ p.113〜114)　　4

105　アルカリによる損傷で**誤っている**のはどれか。1つ選べ。
　1．鹸化作用がある。
　2．蛋白を変性させる。
　3．酵素活性を消失させる。
　4．損傷は組織の深部に至る。
　5．酸による中和が有効である。

　苛性ソーダ（水酸化ナトリウム）、苛性カリ（水酸化カリウム）、水酸化カルシウムなどによる損傷である。酸と同様に酵素の活性を消失させる作用と、蛋白を変性させる作用があり、細胞壊死、組織破壊を生じる。ただし、アルカリはアルブミンと結合するが遊離しやすいため、作用が繰り返され、組織の深部に損傷が達する。皮下脂肪に対しては鹸化作用から、脂肪壊死を引き起こす。また、熱産生のおそれもあり、中和剤は用いない。(テキスト第8版⑤ p.125〜126)　　5

106　下肢より上肢に強い麻痺を認める損傷のタイプはどれか。1つ選べ。
　1．前脊髄型損傷
　2．馬尾神経損傷
　3．脊髄半側損傷
　4．中心性脊髄損傷
　5．脊髄全横断性損傷

　中心性脊髄損傷は、錐体路（上肢にいく神経は内側を、下肢にいく神経は外側を走行している）の内側が障害され、かつ脊髄後索が障害を免れる。下肢に比べ、上肢に強い運動麻痺とさまざまな感覚障害を呈する。(テキスト第8版⑤ p.60〜61)　　4

107　外傷傷病者で頭蓋内占拠性病変が存在する可能性が高いのはどれか。2つ選べ。
　1．健忘
　2．頭痛
　3．片麻痺
　4．耳出血
　5．瞳孔不同

　意識レベルの低下、瞳孔不同および片麻痺が存在する場合には頭蓋内病変を強く疑い、緊急開頭術が可能な医療機関へ迅速に搬送することが重要である。(テキスト第8版⑤ p.48)　　3、5

108 写真（別冊 No.7）に示す皮膚損傷の名称はどれか。1つ選べ。
1．切創
2．挫創
3．割創
4．杙創
5．剥皮創

別冊
No.7 写真

[解答・解説]
打撃などの外力により組織が挫滅した創をいう。創面は粗雑であり、縫合は一般的に困難である。壊死組織のデブリドマン（除去）や創保護を主とする治療が行われ、肉芽組織の増殖による自然治癒を待つ。（テキスト第8版① p.167）　　2

109 コンパートメント症候群の初期症候はどれか。2つ選べ。
1．疼痛
2．運動麻痺
3．知覚異常
4．脈拍消失
5．皮膚発赤

四肢の急性阻血症状としての5P（テキスト第8版⑤ p.85 表1-11-1）のうち疼痛と知覚異常以外は、コンパートメント症候群としては、病態がすでに進行・悪化していることを示すものである。知覚異常はコンパートメント症候群のもっとも最初の徴候として現れる。一方、筋肉の筋力低下または麻痺もしくは、損傷肢の脈拍消失は、コンパートメント症候群の晩期徴候である。（テキスト第8版⑤ p.87）　　1、3

110 気道異物について正しいのはどれか。1つ選べ。
1．喉頭異物は窒息の原因となる。
2．高齢者では気管支異物が多い。
3．下咽頭異物は気道異物に含まれない。
4．気管支異物ではシーソー呼吸がみられる。
5．高度狭窄では呼気時に鎖骨上窩が陥没する。

気道異物とは、下咽頭、喉頭、気管、気管支内の異物のことであり、防御反射の低下している小児や高齢者で生じやすい。乳幼児では気管・気管支異物、高齢者では下咽頭・喉頭異物が多い。とくに下咽頭・喉頭異物は窒息の原因となる。（テキスト第8版⑤ p.131）　　1

111 胸部外傷と特徴的な所見の組合せで正しいのはどれか。2つ選べ。
1．開放性気胸————奇　脈
2．緊張性気胸————頸静脈怒張
3．外傷性窒息————眼瞼結膜溢血斑
4．心タンポナーデ————皮膚握雪感
5．フレイルチェスト————気管偏位

[解答・解説]
　奇脈は、心タンポナーデや心膜炎に伴ってみられる。皮膚握雪感は、通常みられるのは外傷性気胸に伴うものであるが、食道穿孔、ガス産生菌による感染症（ガス壊疽など）や喘息発作に伴うものである。気管の偏位をきたす原因には、緊張性気胸のほか、腫瘍による気管の圧排、慢性炎症（結核など）による癒着、肺切除術の術後などがある。
（テキスト第8版②p.57, ②p.70）　　　**2、3**

112 血液分布異常によるショックを来すのはどれか。1つ選べ。
1．肝破裂
2．心筋挫傷
3．脊髄損傷
4．骨盤骨折
5．心タンポナーデ

　脊髄損傷によるショックは、神経原性ショックであり血液分布異常性ショック（ほかにアナフィラキシーショック、敗血症性ショックがある）に分類される。肝破裂によるものは、循環血液量減少性ショックである。心筋挫傷は心原性ショックを、骨盤骨折は循環血液量減少性ショックの原因となる。心タンポナーデは、心外閉塞・拘束性ショックをきたす。（テキスト第8版③p.17〜21）　　　**3**

113 足関節捻挫に対する現場での局所処置で**誤っている**のはどれか。1つ選べ。
1．安　静
2．冷　却
3．緊　縛
4．挙　上
5．固　定

　現場での処置は、骨折があると考え、RICEを行う。RICEとは、安静（rest）、冷却（ice）、圧迫（compression）、挙上（elevation）である。安静のためには固定がもっとも重要である。腫脹、神経や血管損傷を増悪させないように愛護的に扱う。三角巾や副子などを用いて適切な肢位で固定する。固定後は四肢末梢の色調に注意する。（テキスト第8版⑤p.113）　　　**3**

114 自己注射可能なアドレナリン製剤の注射針一体型キットが適応になる動物刺咬傷はどれか。1つ選べ。
1．イヌ
2．ウミヘビ
3．ヤマカガシ
4．アシナガバチ
5．セアカゴケグモ

[解答・解説]
ハチ毒の成分や毒性は種によって異なるが、ヒスタミン様物質、アレルゲン（蛋白分解酵素など）、神経毒（セロトニンなど）などとして作用する。過去にハチ刺傷の既往がある者が刺された場合、アナフィラキシーショックに陥ることがある。アナフィラキシーショックには、アドレナリンの投与が第一選択である。（テキスト第8版⑤ p.139）　　　4

115 多発外傷について**誤っている**のはどれか。1つ選べ。
1．高エネルギー事故で発生しやすい。
2．各臓器損傷が相互に悪影響を与える。
3．緊急度の判断では受傷機転を最優先する。
4．搬送中は繰り返して生理学的評価を行う。
5．救命救急センターなどの高次医療機関へ搬送する。

多発外傷における緊急度の判断は、気道の開通を最優先とする。続いて換気障害、循環の順で判断する。（テキスト第8版⑤ p.97）　　　3

116 外傷傷病者に対する初期評価より前に行うのはどれか。1つ選べ。
1．頸椎の保護
2．呼吸の評価
3．循環の評価
4．受傷機転の把握
5．意識レベルの評価

外傷傷病者に対する観察において、初期評価より前に状況評価を行う。状況評価は感染防御、資器材の確認、安全確認・二次災害の防止、応援要請の要否・傷病者数の確認、受傷機転の把握がある。（テキスト第8版⑤ p.32～33，⑤ p.98）　　　4

117 爆傷の発生機序で、第1段階はどれか。1つ選べ。
1．爆風による損傷
2．圧波による損傷
3．燃焼に伴った損傷
4．ガス吸入に伴う中毒
5．破片飛沫による損傷

爆傷の発生機序は4段階である。第1段階は爆発のエネルギーによりつくられた圧波による損傷。第2段階は爆発により生じた破片が身体に当たることにより生じる鈍的損傷、穿通性損傷。第3段階は爆風による損傷で、身体が吹き飛ばされて地面などに衝突して起こる損傷。第4段階は爆発物の燃焼に伴った熱傷やガス吸入に伴う中毒・窒息である。（テキスト第8版⑤ p.22）　　　2

118 電撃症における死亡原因として最も多いのはどれか。1つ選べ。
1. 肺水腫
2. 脳幹損傷
3. 心室細動
4. 大動脈損傷
5. 高カリウム血症

[解答・解説]
心室細動は電撃症における死亡原因としてもっとも多く、交流電流による感電で起こりやすい。(テキスト第8版⑤ p.122)
3

119 外傷傷病者でみられる症候とショックの組合せで正しいのはどれか。1つ選べ。
1. 徐　脈────────心外閉塞・拘束性ショック
2. 胸郭動揺────────心原性ショック
3. 骨盤動揺────────出血性ショック
4. 頸静脈怒張────────神経原性ショック
5. 患側胸郭膨隆────────血液分布異常性ショック

骨盤骨折に伴う大量出血では、重症度・緊急度が高い。外表上の徴候はあまりなくても大量出血が発生していることがある。重症骨盤骨折に伴う後腹膜への出血量は、約1,000～4,000ml程度である。これに尿路系の損傷や会陰の開放創が合併すると出血量は4,000～5,000mlにも及ぶ場合がある。(テキスト第8版⑤ p.29, ⑤ p.78)
3

120 写真（別冊 No.8）に示す創傷の応急処置について正しいのはどれか。1つ選べ。
1. 露出骨は皮下に戻す。
2. 損傷部を副子固定する。
3. 創内の異物は除去する。
4. 頻回にガーゼを交換する。
5. 動脈触知は足部を牽引しながら行う。

別　冊
No.8　写　真

開放性骨折において、露出骨を皮下に戻してはならない。創内の異物は除去せず、圧迫止血を行う。ガーゼは頻回に交換せず、一度ガーゼを当てたらなるべく取り除かない。救急救命士があえて牽引を行うことにより露出骨を戻してはならない。(テキスト第8版⑤ p.87～88)
2

121 外傷死の三徴に含まれるのはどれか。2つ選べ。
1. 低体温
2. 意識障害
3. 凝固異常
4. 低酸素血症
5. 高カリウム血症

低体温、代謝性アシドーシス、凝固異常が「外傷死の三徴」とよばれる。(テキスト第8版⑤ p.8)
1、3

122 頭部外傷の二次性脳損傷の原因で**ない**のはどれか。1つ選べ。
1．痙　攣
2．低換気
3．低血圧
4．低体温
5．高血糖

[解答・解説]
　二次性脳損傷とは、脳実質の機械的損傷や破壊によって生じる一次性脳損傷に引き続いて、短時間あるいは時間的経過を経て生じる頭蓋内血腫、脳虚血、壊死、脳浮腫、さらにはそれらを原因とする脳への圧迫などである。また、低酸素血症や低血圧、貧血、浸透圧異常、酸塩基平衡異常、感染などの全身性、局所性障害が二次性脳損傷の原因となる。（テキスト第8版⑤p. 40～41）　　4

123 中毒症状が遅発性に出現するのはどれか。1つ選べ。
1．麻　薬
2．睡眠薬
3．糖尿病薬
4．エチルアルコール
5．アセトアミノフェン

　摂取後、症状発現までに時間がかかる薬毒物は、アセトアミノフェン、グルホシネート、メタノール、ボタン型アルカリ電池、アマニタトキシン群のキノコ、コプリン群のキノコ、ヤマカガシ毒がある。（テキスト第8版⑤p. 147）　　5

124 中毒物質と症状の組合せで正しいのはどれか。2つ選べ。
1．ベンゾジアゼピン系薬物―――呼吸抑制
2．アセトアミノフェン―――発　熱
3．三環系抗うつ薬―――血圧上昇
4．アスピリン―――耳鳴り
5．β遮断薬―――頻　脈

　アセトアミノフェンは肝障害をきたす。三環系抗うつ薬は血圧低下、不整脈などをきたす。β遮断薬は徐脈をきたす。アスピリン中毒の症状は、過換気、耳鳴り、嘔吐である。（テキスト第8版②p. 187、⑤p. 149～150）　　1、4

125 大気性低酸素症を来すのはどれか。1つ選べ。
1．減圧症
2．高山病
3．熱中症
4．低体温症
5．一酸化炭素中毒

　大気性低酸素症は低酸素濃度の空気吸入と気圧の低下を原因に起こる。高度が上がり、気圧が低下すると酸素分圧も低下する。その結果、動脈血酸素分圧（PaO_2）あるいは酸素飽和度（SaO_2）は低下する。（テキスト第8版⑤p. 174～175、⑤p. 179）　　2

126 一酸化炭素について正しいのはどれか。1つ選べ。

1. 空気より重い気体である。
2. ヘモグロビンとの親和性は酸素より低い。
3. 一酸化炭素中毒の初期症状は痙攣である。
4. 一酸化炭素とヘモグロビンの結合は不可逆的である。
5. 一酸化炭素ヘモグロビンの半減期は酸素投与で短縮する。

[解答・解説]
　一酸化炭素は空気よりも軽く無色・無臭である。ヘモグロビンとの親和性が高く、酸素の約250倍以上である。一酸化炭素中毒の初期症状は頭痛である。一酸化炭素とヘモグロビンの結合は可逆的である。（テキスト第8版⑤ p.152〜153）

5

127 アンフェタミン中毒で特徴的なのはどれか。2つ選べ。

1. 縮　瞳
2. 発　汗
3. 徐　脈
4. 血圧低下
5. 体温上昇

　アンフェタミン、メタンフェタミンは覚醒剤に分類され、急性中毒では交感神経刺激作用（散瞳、発汗、口渇、振戦、頻脈、高血圧、高熱など）がみられる。（テキスト第8版⑤ p.156）

2、5

| 36 | 午 後

◎指示があるまで開かないこと。

（平成25年3月17日　13時50分～16時10分）

注 意 事 項

1. 試験問題の数は73問で解答時間は正味2時間20分である。
2. 解答方法は次のとおりである。
   (1) 各問題には1から5までの5つの答えがあるので、そのうち質問に適した答えを（例1）では1つ、（例2）では2つ選び答案用紙に記入すること。

   （例1）　101　県庁所在地はどれか。1つ選べ。
   1. 栃木市
   2. 川崎市
   3. 広島市
   4. 倉敷市
   5. 別府市

   （例2）　102　県庁所在地はどれか。2つ選べ。
   1. 仙台市
   2. 川崎市
   3. 広島市
   4. 倉敷市
   5. 別府市

   （例1）の正解は「3」であるから答案用紙の ③ をマークすればよい。

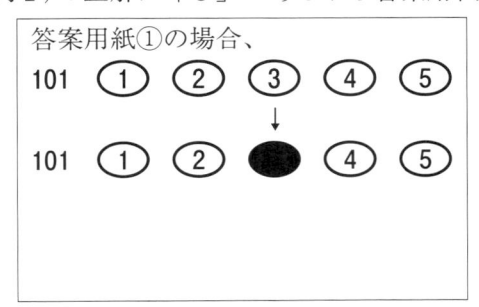

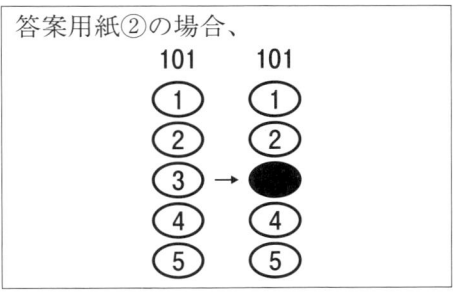

   （例2）の正解は「1」と「3」であるから答案用紙の ① と ③ をマークすればよい。

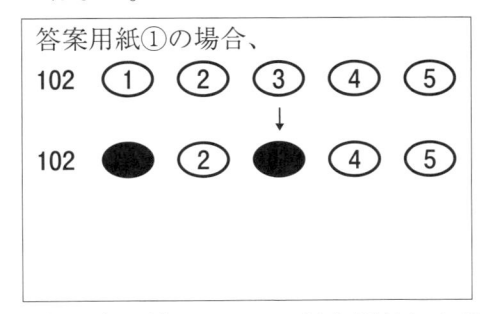

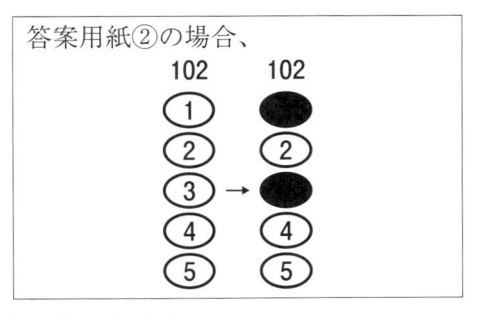

   (2) ア．（例1）の質問には2つ以上解答した場合は誤りとする。
   　　イ．（例2）の質問には1つ又は3つ以上解答した場合は誤りとする。

B

1 細胞内液の成分で最も多いイオンはどれか。1つ選べ。
1．クロール
2．カリウム
3．ナトリウム
4．カルシウム
5．マグネシウム

[解答・解説]
　細胞外液と内液の組成の差異を問う問題は必出。細胞外液ではNaイオンが一番多く、細胞内液ではKが多い（テキスト第8版① p.29～30　図1-2-4）。とくに筋肉細胞内ではKイオンの含有量は多く、筋肉が挫滅して細胞内のKイオンが血管内に流入し高K血症（心停止の原因）となるクラッシュ症候群は有名である。
2

2 外旋が可能な関節はどれか。1つ選べ。
1．手関節
2．肘関節
3．股関節
4．膝関節
5．足関節

　外（内）旋とは四肢骨において骨長軸を回転軸とし親指を外側（内側）方向に回転させる運動である。テキストの表現では理解しがたい（テキスト第8版① p.16～17）。また図1-1-4の内旋の図は内旋というよりむしろ足関節の内反であり、誤解を招くおそれがある。外（内）旋は四肢骨長軸を回転軸とした運動のため肩関節、股関節の運動となる。
3

3 死後硬直が最も早く始まる関節はどれか。1つ選べ。
1．顎関節
2．肩関節
3．肘関節
4．股関節
5．膝関節

　死体現象は必出である。とくに早期死体現象では死斑、死後硬直などがある（テキスト第8版① p.173）。死後硬直は心停止後約30分～2時間で顎関節から始まることが多く、次いで四肢の大関節、手指へと続く。死体現象が現れていれば救急救命士が蘇生を行う適応はない。しかし実際の現場では「死亡の判断」がためらわれるため、救命救急センター対応を目的に、蘇生しつつ病院搬送がなされる場合も多い。
1

4 75歳以上の不慮の事故による死亡で最も多いのはどれか。1つ選べ。

1．窒　息
2．中　毒
3．溺　死
4．交通事故
5．転倒・転落

[解答・解説]
年齢階級別の死因は重要である。0～4歳は先天奇形、5～14歳は不慮の事故、15～39歳は自殺、40歳以上は悪性新生物である。しかしテキスト第8版ではとくに本項目の執筆者は救急医療に特化した不慮の事故の重要性をあげている（テキスト第8版① p.181、① p.182　表3-1-3）。不慮の事故は各年代で交通事故がほぼ多いものの、75歳以上の高齢者では嚥下機能低下に伴う誤嚥、窒息が急増している。

1

5 嘔吐のある意識障害傷病者に対して最も適している体位（別冊 No.1）はどれか。1つ選べ。

1．A
2．B
3．C
4．D
5．E

別　冊
No.1　図

体位管理の問題も必出である。別冊No.1の人形の写真では身体の表裏や顔の向きがわかりにくく判別しにくいが、A：ショック体位、B：ファウラー体位、C：仰臥位、D：側臥位、E：起坐位、であろう。意識障害がある傷病者の誤嚥の防止には回復体位または側臥位が適当である。（テキスト第8版② p.169～170）

4

6 総頸動脈のみで脈拍が触知できる場合の収縮期血圧の目安はどれか。1つ選べ。

1．100mmHg
2．90mmHg
3．80mmHg
4．60mmHg
5．40mmHg

現場で脈拍を触知した場合、触知部位によって血圧の程度を類推することが可能である（テキスト第8版② p.57　表8-2）。「橈骨動脈で脈拍は触知しないが大腿動脈で触知した場合は収縮期血圧70mmHg程度」「橈骨動脈、大腿動脈で脈拍は触知しないが総頸動脈で触知すれば最低でも60mmHg程度はある」と判断する。この設問は昔からよく出るので確実に覚えておく。

4

7 交通事故の被害傷病者に説明する内容として適切なのはどれか。1つ選べ。
1．予後
2．診断名
3．同乗者の安否
4．事故の責任所在
5．搬送先医療機関の選定理由

[解答・解説]
　とくに交通事故では、過失割合を含めた法的補償の問題が以後絡んでくるので、傷病に関する予後、同乗者の受傷程度などを安易に話すべきではない。また傷病名も「病院で診断すること」であり、トラブルのもととなるので現場では口にしない。ましてや事故の責任の所在などは警察業務であるのでいっさい関知しない。設問には不適切にも「被害傷病者」とあるが「被害」「加害」の表現も現場では禁句である。不用意な「区分け」は絶対にしないこと。（テキスト第8版②p.4～5，②p.213～215）　　　　　　　　**5**

8 止血点止血法に用いられる動脈はどれか。1つ選べ。
1．総頸動脈
2．鎖骨下動脈
3．腋窩動脈
4．大腿動脈
5．足背動脈

午後B第8問については、正答肢はいずれも正解とする扱いがとられた。（理由：複数の正答肢があるため）

　止血点止血法は、①直接圧迫止血で止血できない場合、②出血動脈の中枢側（止血点）で体表面から脈を触知できる場合、③主として四肢の出血の場合、が適応になる。腋窩動脈、足背動脈でも止血点止血は可能であるが、テキストに記載されているのは、上腕動脈、橈骨・尺骨動脈、大腿動脈、膝窩動脈なので、やむなく解答は大腿動脈とする。（テキスト第8版②p.150～151）　**解答不能（4）**

9 標準的な体格の成人に用いるラリンゲアルマスクはどれか。1つ選べ。
1．サイズ1
2．サイズ2
3．サイズ3
4．サイズ4
5．サイズ5

ラリンゲアルマスクのサイズは頻出問題である。（テキスト第8版②p.101　表12-3）　**4**

10 災害時の活動について適切なのはどれか。1つ選べ。
 1．高齢者は災害弱者として扱う。
 2．避難所は医師の指示で設置する。
 3．放射線内部被ばく者には除染を行う。
 4．安全確保では傷病者の安全を最優先する。
 5．一次トリアージは受傷機転を加味して行う。

[解答・解説]
　災害弱者とは子ども、妊婦、高齢者、障害者、慢性疾患患者、旅行者などといわれている（テキスト第8版② p.48）。放射線事故のときは被曝した傷病者に対してではなく、放射線物質によって汚染された傷病者に対して除染を行う（テキスト第8版② p.207, ② p.211）。安全確保は救助者が最優先される（テキスト第8版② p.46）。一次トリアージはSTART方式による生理学的評価である。（テキスト第8版② p.48〜49）　　1

11 緊急度評価で最も重視すべきなのはどれか。1つ選べ。
 1．傷病の部位
 2．傷病者の年齢
 3．発症からの時間
 4．バイタルサイン
 5．傷病者の既往歴

　緊急度の判断は現在の傷病者が致命的な状態なのかどうかを把握することであり、それはバイタルサインを調べることである。（テキスト第8版② p.27, ② p.78〜84）　　4

12 救急救命士が行う小児・乳児の心肺蘇生法で正しいのはどれか。1つ選べ。
 1．除細動後は直ちに胸骨圧迫を開始する。
 2．胸骨圧迫の速さは1分間に80〜100回を行う。
 3．胸骨圧迫の強さは胸の厚さの1/2沈む程度とする。
 4．乳児一人法では胸郭包み込み両母指圧迫法を行う。
 5．小児二人法では30対2で胸骨圧迫に人工呼吸を加える。

　心肺蘇生のアルゴリズムは正確に覚えておくこと。胸骨圧迫は成人と同じで少なくとも100回／分、胸の厚さの1/3が沈む深さで押す。乳児二人法であれば胸郭包み込み両母指圧迫法で15：2で人工呼吸を加える。胸骨圧迫の中断の時間をとにかく短時間にすることが重要であるため、除細動後は直ちに圧迫を開始する。（テキスト第8版② p.135〜136, ③ p.87）　　1

13 災害現場の医療活動要請に対して迅速な出動を行うのはどれか。1つ選べ。
1．警　察
2．自衛隊
3．医療救護班
4．緊急消防援助隊
5．DMAT（災害派遣医療チーム）

[解答・解説]
　設問に「迅速に出動し医療活動を行う」とあるが、1. 2. 4.は医療活動を行わない。また3.は現場の先着救急隊や消防隊により設営された応急救護所内で活動するが、多くは発災後48時間くらいより活動する。DMATは急性期（概ね48時間以内）に出動する医療従事者等により編成されたチームである。（テキスト第8版②p.44～47）
5

14 心臓機能停止かつ呼吸機能停止時にのみ認められている救急救命処置はどれか。1つ選べ。
1．静脈路確保
2．アドレナリン静脈内投与
3．気管内チューブによる気道確保
4．コンビチューブによる気道確保
5．ラリンゲアルマスクによる気道確保

　心肺機能停止とは、心臓機能停止または呼吸機能停止であることを忘れない。静脈路確保、ラリンゲアルマスク、食道閉鎖式エアウエイは心肺機能停止時であり、アドレナリン静脈投与は心臓機能停止時であり、気管内チューブ使用は心臓機能停止かつ呼吸機能停止の場合である。テキストの表を覚えると便利である。（テキスト第8版②p.86　表11-1）
3

15 爪床圧迫テストで評価する対象はどれか。1つ選べ。
1．浮　腫
2．貧　血
3．知覚障害
4．低酸素血症
5．末梢循環不全

　爪床圧迫テスト（ブランチテスト）は、爪床を軽く圧迫し解除することでピンク色に戻る時間をみるものである。2秒以上は末梢循環不全と判断する。（テキスト第8版②p.77）
5

16 左心不全の徴候はどれか。1つ選べ。
1．浮　腫
2．肝腫大
3．起坐呼吸
4．腹部膨満
5．頸静脈怒張

　右心不全、左心不全の違いを問う問題は頻出である。基本的には不全部位より手前の循環系にうっ血が生じる。右心不全では静脈系にうっ血が起こるため、浮腫、肝腫大、頸静脈怒張をきたす。左心不全では左心系の手前は肺であるため、肺うっ血をきたし起坐呼吸となる。（テキスト第8版④p.38）
3

17 意識がないという通報に対して通信指令員が確認すべき事項はどれか。1つ選べ。
1．麻痺の有無
2．嘔吐の有無
3．失禁の有無
4．頸動脈拍動の有無
5．普段どおりの呼吸の有無

[解答・解説]
意識がない場合は心肺停止かどうかの迅速な判断が要求される。近年、普段どおりの呼吸（通常行われているような呼吸状態）でなければ、心停止とみなし迅速なCPR開始を口頭指導する。（テキスト第8版③ p.71）
5

18 呼びかけと痛み刺激とで開眼せず、痛み刺激に対し払いのける動作をする傷病者のJCSはどれか。1つ選べ。
1．20
2．30
3．100
4．200
5．300

JCS、GCSは必出であり確実に覚える。救急救命士にとっては常識問題。刺激でも開眼せず払いのける動作があればJCS100である。（テキスト第8版② p.59 表8-4, 表8-5）
3

19 突発的な痛みで発症するのはどれか。1つ選べ。
1．腸　炎
2．膀胱炎
3．急性膵炎
4．急性虫垂炎
5．子宮外妊娠破裂

「突発的な痛み」の解釈が難しい。個人が痛みを感じる場合は「急に痛みだした」と訴えることも多く、各選択肢も「突発的」発症の可能性がある。腸炎は下痢などで来院するが、蠕動痛は間欠的疝痛発作で急に差し込む痛みである。根拠例文がテキスト第8版③ p.114にあるので子宮外妊娠破裂を選ばざるを得ない。
5

20 救急車内で分娩となった新生児の処置として最初に行うのはどれか。1つ選べ。
1．保　温
2．胸骨圧迫
3．臍帯切断
4．口鼻の吸引
5．アプガースコアの計測

分娩直後の管理の優先順位は、①口鼻の吸引（気道確保）をし自発呼吸を促す、②臍帯切断、③保温、である。（テキスト第8版④ p.168〜169）
4

21　高エネルギー事故と判断する根拠として適切なのはどれか。1つ選べ。
　　1．飲酒運転
　　2．四肢の狭圧
　　3．エアバッグの作動
　　4．救出時間20分以上
　　5．シートベルトの不装着

[解答・解説]
　重症化しやすい一定の受傷機転を前もって高エネルギー事故と決めておく。各地域において、現場でこれら受傷機転であれば無条件に高次救急医療機関で収容とプロトコール化しておくことが望ましい。選択肢はどれも重症化しやすい因子のように思われるが、テキストの表に記載があるのは「救出時間20分以上」である。(テキスト第8版⑤ p.14 表1-2-1)
　　　　　　　　　　　4

22　パンダの眼徴候がみられるのはどれか。1つ選べ。
　　1．頭蓋底骨折
　　2．急性硬膜下血腫
　　3．急性硬膜外血腫
　　4．びまん性軸索損傷
　　5．外傷性くも膜下出血

　前頭蓋底骨折では、受傷程度により異なるが受傷後数時間頃から眼窩周囲の皮下出血をみる。諸外国ではraccoon eye(アライグマの眼)といわれるらしいが、日本では「ブラックアイ」や「パンダの眼徴候」とよばれることが多い。中頭蓋底骨折の「バトル徴候」とともに必出問題。(テキスト第8版⑤ p.44)
　　　　　　　　　　　1

23　家庭用品の誤飲・誤食で発生件数が最も多いのはどれか。1つ選べ。
　　1．洗　剤
　　2．石　鹸
　　3．タバコ
　　4．化粧品
　　5．鮮度保持剤

　発生件数でもっとも多いのが家庭用品であり、なかでもタバコ誤食が最多である。幼小児や高齢者に多いが、幼小児では口に含んで味がおかしければ大量摂取となることはなく、したがって中毒量まで至らぬ場合が多い。(テキスト第8版⑤ p.144)
　　　　　　　　　　　3

C

1 45歳の男性。工場作業員。洗浄用苛性ソーダ（低濃度水酸化ナトリウム）の溶液が作業をしていた男性の頭上にかかったと救急要請があった。通報では作業服の上胸部前後、左上肢に溶液が付着し、傷病者は両眼、口腔および左手に痛みを訴えているとのことであった。
　口頭指導で現場の作業員に洗浄を指示する際に最も重要な部位はどれか。1つ選べ。
1．頭　部
2．眼　球
3．口　腔
4．胸　部
5．手　指

[解答・解説]

午後C第1問については、正答肢はいずれも正解とする扱いがとられた。（理由：複数の正答肢があるため）

　苛性ソーダは常温では固体であるが、水に容易に溶け、アルカリ性の液体となり化学損傷をきたす。アルカリによる化学損傷は、酸に比べ、より深部にまで損傷が及ぶ。苛性ソーダが降りかかった場合、少しでも早く、汚染された衣服などを脱がせ、薬剤が粉末であれば柔らかい布やブラシで払い、可能であれば大量の水道水で洗い流す。
　「頭上から薬剤がかかり、上胸部前後（"上胸部前後"とは聞き慣れないが、胸部と背部を意味しているのであろうか？）、左上肢に薬剤が付着し、両眼、口腔、左手に痛みを訴えている」のであるから、口頭指導では、上半身を中心に洗浄するように指示する。その際、「最も重要な部位」（どのような観点から重要なものを問うているか不明であるが）は、口腔か、眼球であろう。化学損傷によって、口腔に、びらんや浮腫などが生じると気道閉塞に至る危険がある。眼球の化学損傷では、失明に至る危険がある。機能予後（目が見えなくなる）よりも、生命予後を優先させる原則から考えると、どちらか1つなら、口腔であろうか。ただ、洗浄を指示する際には、双方を分けることは現実的でなく、一緒に洗浄を指示することになるのであろう。
（テキスト第8版⑤ p.125）

解答不能（2または3）

2 75歳の男性。肺結核の既往がある。再発胃癌に対して、抗がん剤治療を外来通院で受けていた。数日前から湿性咳嗽が続き、血液の混ざった喀痰を喀出していた。この2か月間で5kgの体重減少があった。前日から呼吸困難が増悪し、本人が救急要請した。

救急隊到着時観察所見：意識清明。呼吸数32/分。脈拍102/分、整。血圧154/86mmHg。体温37.8℃。SpO_2値94％。苦しくて臥床できない。

適切な対応はどれか。1つ選べ。

1．車内換気を遮断する。
2．救急車両を養生する。
3．傷病者を仰臥位で搬送する。
4．救急隊員はN95マスクを着用する。
5．バッグ・バルブ・マスクで換気する。

[解答・解説]
　結核の既往のある傷病者に、咳嗽や血性痰を認めた場合、(肺)結核の可能性を念頭において活動する。がんの進行による体力の低下や、抗がん剤の使用による免疫能の低下によって、潜在感染（治療や免疫力によって押さえ込まれた状態の感染）の状態であった結核が再発する場合がある。肺結核により、呼吸困難、頻呼吸、発熱が生じる。結核は空気感染を起こす。救急隊員は、N95マスクを着用して活動する。
　空気感染を防ぐため、車内換気を積極的に行う。救急車の養生までは必要ない（救急車の養生とは、救急車内の汚染を防ぐため、車内の床や側面、ストレッチャーなどをビニールシートなどで覆うことをいう）。呼吸が苦しく横になれない状態であるので、あえて仰臥位にして搬送する必要はない。酸素飽和度は比較的高く、バック・バルブ・マスクでの換気は必要ない。(テキスト第8版②p.196)　　**4**

3 68歳の男性。高血圧症で通院治療のところ、数時間前より息切れが出現、次第に呼吸困難が強くなったため、家族が救急要請した。

救急隊到着時観察所見：意識JCS 3。呼吸数40/分。脈拍124/分、不整。血圧96/78mmHg。あぐらをかき、肩で息をしている。皮膚は湿潤し、冷や汗をかいている。口唇のチアノーゼと頸静脈の怒張とを認める。

搬送中の体位として適切なのはどれか。1つ選べ。

1．仰臥位
2．起坐位
3．腹臥位
4．回復体位
5．ショック体位

　あぐらをかいているので傷病者は坐位でいるのであろう。頻脈、血圧低下（軽度ではあるが）、冷や汗、チアノーゼを認めるため、ショック状態といってよい。頻呼吸、頸静脈の怒張、高血圧の既往を考えると、うっ血性心不全、心原性ショックの可能性が高い。この場合、上半身を挙上した体位〔起坐位かファウラー位（半坐位）〕での搬送が望ましい。下半身に静脈血がプールされ、心臓への静脈還流が減少するため、心負荷が減り、呼吸状態の改善が期待できる。
　うっ血性心不全に対するショック体位は、右心不全が主病態であることが明確である場合などを除き基本的には避ける。このような状況での腹臥位での搬送は、禁忌といってよいであろう。(テキスト第8版②p.169, ③p.32)　　**2**

4 25歳の男性。乗用車運転中に誤って電柱に激突した。シートベルトは装着せずエアバッグは装備されていなかった。

救急隊到着時観察所見：意識清明。呼吸数18/分。呼吸音に左右差を認めなかった。脈拍140/分、整。血圧70/mmHg（触診）。ハンドルに腹部を強打したものと思われた。四肢の骨折はないようで、また外出血もなかった。

推定される内出血量はどれか。1つ選べ。

1. 500cc
2. 1,000cc
3. 1,500cc
4. 2,000cc
5. 3,000cc

[解答・解説]
ショックに陥っている傷病者の出血量を想定させる問題である。脈拍140/分、血圧70/mmHgであり、ショック指数（=心拍数/収縮期血圧＝140/70）は2.0である。ショック指数からは、ショック指数＝出血量（L）（この場合、2.0L）と、大まかな出血量が推定できる。

なお、ショック指数から、大まかな出血量を推定する方法が有効なのは、循環血液量減少性ショックに限られる。本設問では、心タンポナーデによるショックが否定できない。また、そもそも出血量の推定は、ショック指数のみならず、損傷部位ごとに予想される出血量などと組み合わせて、大まかに推定するものであろう。単純に、ショック指数からのみの推定出血量を当てはめて解答することに戸惑った受験生もいたのではないか。（テキスト第8版③ p.22, ⑤ p.29）　**4**

5 1歳7か月の男児。夜半過ぎから、突然に泣き出し、しばらくするとまた眠るといった状態を繰り返し、朝方にぐったりしていたので救急要請となった。

救急隊到着時観察所見：開眼しているが活気がない。呼吸数28/分。脈拍140/分。血圧90mmHg（触診）。体温37.0℃。オムツに血液が混じった粘液状の便が付着している。

最も考えられる疾患はどれか。1つ選べ。

1. 夜泣き
2. 腸重積症
3. 急性虫垂炎
4. アニサキス症
5. ウイルス性腸炎

3歳までの小児で、間欠性腹痛（突然泣き出し、しばらくするとまた眠る）、粘血便とくれば、腸重積症を疑う。生後3か月〜3歳に起こりやすい。間欠性腹痛、嘔吐、イチゴゼリー状の粘血便の三徴を特徴とする。三徴すべてを認めるのは時間が経過してからであることに留意する。（テキスト第8版③ p.196, ④ p.126, ④ p.137）　**2**

6　35歳の男性。1週間前より空腹時の腹痛と黒色便とに気づいていたが放置していた。本日、就寝中に心窩部痛が出現し、激痛のために救急要請した。

　救急隊到着時観察所見：意識清明。呼吸数24/分。脈拍120/分、整。血圧100/76mmHg。体温37.4℃。顔面は蒼白で苦悶状である。腹部は板状硬で腸蠕動音は消失している。

　最も考えられる疾患はどれか。1つ選べ。

1．マロリー・ワイス症候群
2．十二指腸潰瘍穿孔
3．急性胃粘膜病変
4．急性虫垂炎
5．急性胆嚢炎

[解答・解説]

　心窩部痛（上腹部痛でもよい）と、黒色便とを認めていた傷病者に、急激な腹痛、腹膜刺激症状が出現した際には、上部消化管潰瘍の穿孔を考える。胃潰瘍が食後痛であるのに対し、十二指腸潰瘍は空腹時痛、夜間痛であることが多い。上部消化管潰瘍は、胃や十二指腸の粘膜が胃液により障害され、びらん、潰瘍を生じたものである。潰瘍が深くなり胃や腸壁が穿孔すると、消化液が腹腔内に漏れ、激痛とともに腹膜刺激症状が出現する。腹部は板状硬となり、腸管の蠕動運動が低下、消失し、腸蠕動音は聴取できなくなる。黒色便は、潰瘍面から出血した血液が、腸管を下降する過程で消化液の影響により黒色となったものである。ヘモグロビン中の鉄が、酸化によって黒色となることによる。

　マロリー・ワイス症候群は、嘔吐で胃内容物が食道へ逆流する際に、食道内圧が上昇し粘膜面が裂け、出血するものである。鮮紅色の吐血をきたす。急性胃粘膜病変は、胃粘膜面の広い範囲で、急激に、浮腫、びらん、潰瘍を生じるものである。消炎鎮痛剤などの薬剤やストレスなどが原因とされる。腹痛、吐血を生じるが、胃内に病変がとどまり腹膜刺激症状は生じない。急性虫垂炎は、上腹部痛を訴えることもあるが、徐々に右下腹部に痛みが収束する。黒色便も認めない。急性胆嚢炎では、脂肪分の多い食事の際に生じる右上腹部痛が特徴である。空腹時痛ではない。（テキスト第8版④p.56～57）

2

7 救急隊が搬送先病院から帰署中に交通事故現場に遭遇した。タンクローリーの単独横転事故で、中年の女性が運転席から脱出できず助けを求めている。

液体がタンクから流出し白煙があがっている。

救急隊の対応で優先順位の最も高いのはどれか。1つ選べ。

1．医師の要請
2．傷病者の救出
3．応援隊の要請
4．傷病者の救急処置
5．流出した液体の採取

[解答・解説]
　タンクローリーから液体が流失し白煙があがっているなかで、車外へ脱出できない傷病者が救出を求めている。このような状況では、まず安全を確保し、二次災害の防止を図ることが優先される。3名の救急隊1隊だけでは適切に対応できない。まずは、応援隊の要請が第一であろう。傷病者の救出、応急処置、流出した液体の採取は、現場の安全が確保されたうえで実施する。（テキスト第8版②p.24）

3

D

1　68歳の女性。朝食に食パンを食べた。約30分後、洗濯物を干している最中に急に気分不良を訴えたため、娘が救急要請した。

　　救急隊到着時観察所見：意識JCS100。呼吸数24/分。脈拍124/分、整。血圧106/78mmHg。体温36.7℃。顔面が紅潮している。普段の血圧は140/70mmHg。アレルギーの既往があると言う。

　　この傷病者でみられる所見はどれか。2つ選べ。

　　1．痙　攣
　　2．喘　鳴
　　3．湿性ラ音
　　4．口唇の浮腫
　　5．末梢性チアノーゼ

[解答・解説]

　急性発症（数分～数時間）で、皮膚、粘膜のいずれかまたは両方に、蕁麻疹、掻痒症、紅潮、口唇・舌・口蓋垂の腫脹などを認め、呼吸症状（呼吸困難、喘鳴、気管支攣縮、いびき様の呼吸音、低酸素血症など）か、血圧低下とその随伴症状（失神、失禁など）を認めた場合は、アナフィラキシーを疑う。必ずしもアレルゲンへの曝露がなくてもよい。本設問でも、顔面の紅潮と意識障害を伴う血圧の低下を認めるため、アナフィラキシーを疑う必要がある。口唇の浮腫、喘鳴も認める可能性が高い。

　痙攣や湿性ラ音はアナフィラキシーの症状としては一般的でない。顔面が紅潮しており、末梢性チアノーゼはみられない可能性が高いであろう。

　なお、「末梢性チアノーゼ」は、気道の閉塞などにより低酸素血症が進行すると出現する場合がある。アナフィラキシーの症状として、ガイドラインなどにも記載されていることが多い（「厚生労働科学研究班による　食物アレルギーの診療の手引き2011」（研究代表：海老澤元宏）など）。普段の状態からみれば血圧低下があっても、収縮期血圧が100mmHgを超えており、循環不全のみで、JCS100の意識レベルは説明しにくい。酸素飽和度の情報がなく、もしかしたら、呼吸不全による低酸素血症が併存しているのではないか？と考えると、「末梢性チアノーゼ」もあってもよいかもしれない。　　　　　2、4

2　72歳の女性。既往歴はない。5日前に突然後頸部に痛みを自覚した。その後も痛みは持続していたが、今日の昼食中に突然増悪したので自ら救急要請した。

救急隊到着時観察所見：意識 JCS 1。呼吸数20/分。脈拍66/分。血圧150/80mmHg。体温36.5℃。SpO₂値98％。顔面はやや蒼白である。

この傷病者で観察される症候はどれか。1つ選べ。

1．対麻痺
2．項部硬直
3．両側瞳孔散大
4．上肢の知覚過敏
5．顔面表情筋の左右差

[解答・解説]
　数日前に突然、後頸部痛が出現し、本日昼食中に急に増悪をきたしたという現病歴から、脳動脈瘤破裂によるくも膜下出血を疑う。くも膜下出血による髄膜刺激症状として項部硬直が出現する。
　典型的なくも膜下出血は、「突然、バットで殴られた」などと表現される、「突然」の、「今まで経験したことがない強い痛み」が特徴であるが、そのような頭痛の出現の前に、警告症状として急な頭痛を経験する場合がある。これは、動脈瘤からの微小な出血による頭痛と考えられており、「警告頭痛」「警告出血」などとよばれる危険な前兆である。後頸部痛として感じることも多い。なお、典型的なくも膜下出血での痛みは、「突然」発症するというのが重要であり「○○をしようとしたときに」（本設問の場合は、「昼食中に」）など、その瞬間を自覚できる場合が多い。
　対麻痺、上肢の知覚過敏、顔面表情筋の左右差は認めないのが一般的である。くも膜下出血で、昏睡状態まで陥れば、両側瞳孔散大となる場合がある。片側の瞳孔散大であれば、昏睡状態でなくても、増大した動脈瘤がどちらかの動眼神経を圧迫することで生じる場合がある。（テキスト第8版④p.9）　　**2**

3　4歳の女児。横断歩道を歩行中、乗用車にはねられたため救急要請された。

救急隊到着時観察所見：呼びかけには反応しない。痛み刺激により開眼、啼泣し、四肢を逃避させる。

この傷病者のGCSの合計点で正しいのはどれか。1つ選べ。

1．5
2．7
3．9
4．11
5．13

　小児の意識レベルをGCSで評価させる問いである。
　呼びかけに反応せず、痛み刺激により開眼することからE2、痛み刺激により啼泣することからV3、痛み刺激に四肢を逃避させることからM4であり、合計9点となる。なお、テキスト第8版④p.128と⑤p.104の年齢区分などが異なり、前者の表に従うと解答が困難である。（テキスト第8版⑤p.104）　　**3**

4 78歳の男性。2日前より発熱と全身倦怠感とを訴えていた。今朝より呼吸困難が増悪したため妻が救急要請した。

　救急隊到着時観察所見：意識 JCS 3。呼吸数30/分。脈拍110/分、整。身体には熱感があり、口唇にはチアノーゼを認める。50年以上の喫煙歴があり、15年前から労作時に呼吸困難があったが、放置していた。

　この傷病者にみられる所見はどれか。2つ選べ。

1．努力呼吸
2．吸気時喘鳴
3．胸膜摩擦音
4．ビール樽状胸郭
5．胸郭運動の左右差

[解答・解説]
　50年以上の喫煙歴があり、15年前から労作時の呼吸困難を認めていた傷病者が、数日前からの発熱、全身倦怠感の後に、チアノーゼを伴う呼吸困難を起こしている。肺気腫を原因とする慢性閉塞性肺疾患の傷病者が、ウイルスや細菌による呼吸器感染症を起こし、急性増悪により呼吸不全の悪化をきたしたのであろう。肺気腫、慢性閉塞性肺疾患の影響で、ビール樽状胸郭を認め、呼吸状態の悪化に伴い努力呼吸を認める可能性が高い。
　吸気性よりは呼気性喘鳴の可能性が高い。胸膜摩擦音は胸膜炎で認める。胸郭運動の左右差は、フレイルチェスト、気胸、無気肺などで生じる。（テキスト第8版② p.70、④ p.155）

1、4

5 70歳の男性。食事中に部屋で倒れたのを家族が目撃し、救急要請した。

　救急隊到着時観察所見：心肺停止状態、心電図モニターでは心静止である。胸骨圧迫を開始、口腔内に吐物があり、異物除去したが換気不良のため、気管挿管の指示を受けた。喉頭鏡にて喉頭展開したところ、声門の一部のみがみえた。

　次に行うべき対応はどれか。2つ選べ。

1．気管内チューブを挿入する。
2．オンラインで状況を報告する。
3．ツーウエイチューブを挿入する。
4．ラリンゲアルマスクを挿入する。
5．バッグ・バルブ・マスク換気を再開する。

　医師から気管挿管の指示を受け、喉頭展開を実施するも、声門の一部しか確認できなかった場合の適切な対応が問われている。コーマックの分類はグレード2に該当する。この場合、続いてBURP法を実施するのが教科書的、一般的な手順であろう（ただし、BURP法は選択肢にない）。すぐにBURP法の実施が困難であれば、いったんバッグ・バルブ・マスク換気に戻る。その上で、スニッフィングポジションを取り直したり、BURP法を実施できる準備をして、再度、喉頭展開を行う。場合によっては、オンラインで医師から指示、助言を得てもよいであろう。
　気管内チューブの挿入（気管挿管）は、コーマックグレード1であることが原則である。気管挿管が困難と判断した場合、ツーウエイチューブやラリンゲアルマスクの挿入に切り替えることも選択肢となる。しかし、この場合、改めて医師からオンラインで指示を得てから実施する必要がある。（テキスト第8版② p.105～111）

2、5

6　18歳の男性。喘息の既往がある。1週間前より感冒症状でかかりつけ医に通院していた。深夜突然呼吸困難が出現し、母親が救急要請した。

　救急隊到着時観察所見：意識は清明で、胸部の不快感を訴えていた。呼吸数24/分。脈拍32/分、整。血圧96/68mmHg。体温37.8℃。救急車搬送中の心電図（別冊 No.2）を別に示す。

　適切な搬送先医療機関はどれか。2つ選べ。

1．直近診療所
2．かかりつけ医
3．循環器専門病院
4．救命救急センター
5．休日夜間急患センター

別　冊
No.2　図

[解答・解説]
　高度の徐脈を認め、心電図で完全房室ブロックを認める傷病者の適切な搬送先が問われている。別冊 No.2 の心電図は、P波の間隔とR波の間隔はそれぞれ規則的であるが、P波と幅広のQRS波は連続していない。幅の広いQRSの完全房室ブロックと判断する。このような場合、ペースメーカの留置などを判断する必要があり、循環器専門病院か救命救急センターへの搬送がよい。喘息発作による呼吸困難も併発している可能性を考えると、循環器専門病院よりは救命救急センターがより好ましいであろう。
　直近診療所、かかりつけ医、休日夜間急患センターでは一般に対応できない。（テキスト第8版②p.153、③p.69）

3、4

7　36歳の男性。高所で作業中鉄柵上に落下し、右胸部を受傷したため同僚が救急要請した。

　救急隊到着時観察所見：意識清明。呼吸数28/分。脈拍98/分、整。血圧110/70mmHg。SpO_2値93%。右胸に開放創を認め、その部位から赤い泡が出ている。

　現場での創傷処置の材料として適切なのはどれか。1つ選べ。

1．三角巾
2．救急包帯
3．滅菌ガーゼ
4．タオル包帯
5．アルミシート

　右胸に開放創があり、泡沫状の血液（赤い泡）が出ている。開放性気胸の想定である。頻呼吸、酸素飽和度の低下を認める。この場合、空気が透過しないアルミシートやプラスチックフィルムを使用して三辺テーピングを行う。
　三角巾、救急包帯、滅菌ガーゼ、タオル包帯では空気が透過するため、不適切である。（テキスト第8版⑤p.69）

5

8 20歳の男性。バイクで走行中転倒し、右足がバイクの下敷きになり、目撃者が救急要請した。

救急隊到着時観察所見：意識清明。呼吸数24/分。脈拍120/分、整。血圧100/76mmHg。SpO_2値96％。右足関節部に開放性の創がみられ、出血が持続し、骨も突出している。

現場での処置について**適切でない**のはどれか。1つ選べ。

1．足趾の触覚を観察する。
2．足背動脈の拍動を観察する。
3．骨が突出したままで搬送する。
4．下腿にターニケットを装着する。
5．膝関節と足関節とを含めて固定する。

[解答・解説]
右足関節に骨の突出する開放性骨折を認め、出血が持続している。外出血に対しては、まずは直接圧迫止血法による止血が第一選択となる。ターニケットなどの止血帯の使用は、末梢を虚血状態に陥らせるため、直接圧迫止血法などでは止血できない場合のみ実施する。

骨折部周辺での神経障害の有無を確認するために足趾の感覚を確認すること、動脈損傷の有無を確認するために足背動脈の拍動を確認することはいずれも問題ない。骨が突出したまま搬送することも適切である。足関節に骨折があれば、膝関節も含めて固定することもよいであろう（ただし、ショック状態も否定できない状況では、車内収容後に実施するのが望ましいかもしれない）。（テキスト第8版② p. 149～151, ③ p. 34, ⑤ p. 88）

4

9 65歳の男性。C型肝硬変および肝細胞癌のため通院中である。深夜に悪心のため覚醒し、トイレで大量の血を吐いて意識を失ったため、家族が救急要請した。

救急隊到着時観察所見：意識JCS100。呼吸数32/分。脈拍108/分。血圧78/54mmHg。体温36.0℃。SpO_2値96％。搬送中に意識がJCS300に低下し、呼吸が途切れ途切れになり、頸動脈が触知不能になった。

適切な体位はどれか。1つ選べ。

1．仰臥位
2．側臥位
3．起坐位
4．回復体位
5．ファウラー位

C型肝硬変、肝細胞癌の傷病者が、門脈圧上昇に伴う食道静脈瘤破裂により大量に吐血し、搬送中に心停止（頸動脈で脈拍が確認できない）に陥ったという想定である。ただちに心肺蘇生を開始する必要がある。体位は仰臥位がよい。

側臥位、起坐位、回復体位、ファウラー位では心肺蘇生が適切に実施できない。（テキスト第8版② p. 168）

1

10 52歳の男性。放射性物質取り扱い施設において、操作を誤りγ線を被曝した。逃げようとして階段から転落し、額から出血しているとのことで救急要請された。傷病者に汚染はなく、放射線管理区域外に移動しているとのことであった。
　救急隊出動にあたり、準備すべきものはどれか。1つ選べ。
1．救急車養生
2．除染テント
3．放射線防護服
4．標準予防策資器材
5．電離箱式サーベイメータ

[解答・解説]
　傷病者に汚染はなく、放射線管理区域外に移動しているのであれば、標準予防策資器材での対応でよい。汚染の可能性がないので、救急車養生、除染テント、放射線防護服、電離箱式サーベイメータは必要ない。
　なお、救急車養生については、午後C問題設問2の解説を参照のこと。（テキスト第8版②p.209）　　　　　4

11 39歳の男性。多量の飲酒後にカウンターに伏して、呼び掛けに答えなくなったため、飲食店主人が救急要請した。
　救急隊到着時観察所見：意識JCS 3。呼吸数26/分。脈拍108/分、整。血圧106/50mmHg。SpO₂値94％。呼気にアルコール臭が強い。ストレッチャーに移乗させた時、突然に起き上がって暴言を吐き、転落しそうになったので説得したが静まらない。
　次に行うべき対応で適切なのはどれか。1つ選べ。
1．搬送を中止する。
2．危険行為に対して叱責する。
3．不満があるのか問いただす。
4．暴力行為として警察に通報する。
5．安全確保に努めながら搬送する。

　アルコール飲酒後の粗暴な傷病者への救急業務としての適切な対応を問うている。設問に記載された観察所見からは、アルコール飲酒による影響以外の異常はなさそうであるが、緊急性のある疾病が隠れている可能性は否定できない。このような状況では、単純に「搬送を中止する」のは不当である。現状の救急機関の対応では、安全確保に努めながら搬送するのが最良であろう。危険行為に対して注意するのはよいだろうが、「叱責する」のはいきすぎである。不満を聞くのはよいが「問いただす」必要はない。警察に連絡するのも悪くはないが、「暴言」だけでは「暴力行為」を受けたとまではいえない。
　なお、本設問は、救急救命士としての専門的な医学知識、判断を問うというよりは、消防機関の救急業務として適切な対応を問う設問といえる。（テキスト第8版②p.226）　　　　　5

12 60歳の男性。突然の下腹部痛を訴えた後、意識がもうろうとなったため、家族が救急要請した。

救急隊到着時観察所見：意識 JCS10。呼吸数30/分。脈拍120/分、整。血圧60mmHg（触診）。四肢は蒼白で冷たく、頸静脈怒張はない。

考えられるショックはどれか。1つ選べ。

1．心原性
2．神経原性
3．敗血症性
4．循環血液量減少性
5．アナフィラキシー

[解答・解説]
　頻脈で血圧が低下し、四肢が蒼白で冷たい。ショック状態である。突然の下腹部痛や腰痛の後、ショックに陥った際には腹部の動脈瘤破裂による出血性ショック（循環血液量減少性ショック）を疑う。高齢者、男性、高血圧、動脈硬化などがリスクファクターである。
　突然の下腹部痛を訴える疾患が、心原性ショックの原因となることは基本的にないであろう。頸静脈怒張がないことも、心原性ショックでないことを示唆する。四肢の蒼白があり突然の発症であることを考慮すると、神経原性ショック、敗血症性ショックは否定的である。皮膚や粘膜の発赤や腫脹の記載がないことから、アナフィラキシーも否定的である。（テキスト第8版③ p.17〜21）

4

13 65歳の男性。高血圧の既往がある。突然呼吸苦が出現したので救急要請した。

救急隊到着時観察所見：意識清明。呼吸数32/分。脈拍112/分、整。血圧184/120mmHg。SpO_2値85％。冷汗とチアノーゼとを認める。病院到着時の写真（別冊 No.3）を別に示す。

この傷病者の病態と関連の**ない**所見はどれか。1つ選べ。

1．肝腫大
2．起坐呼吸
3．手掌紅斑
4．下腿の浮腫
5．ピンク色泡沫状痰

別　冊
No.3 写真

　突然の呼吸苦、頻呼吸、頻脈、酸素飽和度の低下、冷汗とチアノーゼを認め、頸静脈の怒張（別冊 No.3写真）がある。この場合、うっ血性心不全を疑う。高血圧の既往もこれを示唆する。交感神経の刺激により末梢血管が収縮するため、冷感が出現し、高血圧となることが多い。ただし、重症心不全となり心拍出量が低下すると低血圧となる。
　肝腫大、起坐呼吸、下腿の浮腫、ピンク色泡沫状痰はうっ血性心不全の典型的な徴候である。手掌紅斑は、肝硬変の徴候として知られている。（テキスト第8版③ p.29）

3

14 70歳の男性。数分間意識を消失したため、家族が救急要請した。

救急隊到着時観察所見：意識JCS1。呼吸数24/分。脈拍40/分、不整。血圧90/70mmHg。体温36.4℃。SpO$_2$値95％。四肢に麻痺はない。高血圧で通院治療中である。

最も疑われるのはどれか。1つ選べ。

1. 脳　炎
2. 肝性昏睡
3. 被殻出血
4. CO$_2$ナルコーシス
5. アダムス・ストークス症候群

[解答・解説]

高齢男性が数分間の意識消失をきたした場合の原因が問われている。不整を伴う高度の徐脈（40/分）を認めることから、まずは、アダムス・ストークス症候群を疑う。徐脈性不整脈により、脳血流が減少して意識消失をきたしたのであろう。高血圧の治療薬が原因なのかもしれない。

アダムス・ストークス症候群は、不整脈により心拍出量の急激な低下をきたし、それに伴う脳血流減少により、めまい、意識消失（失神）、痙攣などの一過性の脳虚血症状を引き起こす病態である。洞機能不全症候群や完全房室ブロックなどの徐脈性不整脈、心室頻拍などの頻脈性不整脈が原因となる。

脳炎では、感冒症状などに引き続いて徐々に意識障害をきたし、高熱を伴う場合が多い。設問には、肝性昏睡の原因となる高度の肝障害を示唆する記載はない。被殻出血であれば、すぐに意識が回復することはまれであり、片麻痺を生じることが多い。高二酸化炭素血症をきたすような呼吸不全を示唆する記載はなく、CO$_2$ナルコーシスは否定できる。（テキスト第8版④p. 35）

5

15 55歳の男性。30分前から胸が苦しくなり救急要請した。

救急隊到着時観察所見：意識 JCS300。呼吸は無く、脈拍は頸動脈では触れなかった。直ちに心肺蘇生を開始し、気管挿管を行い、心肺蘇生を継続した。呼気二酸化炭素モニターの波形（別冊 No. 4）を別に示す。

矢印で示すところで考えられる変化はどれか。1つ選べ。

1. 意識の回復
2. 自発呼吸の出現
3. 自己心拍の再開
4. 心室細動の出現
5. 死戦期呼吸の出現

別　冊
No. 4　図

[解答・解説]
心肺停止傷病者に気管挿管を行った際の、呼気二酸化炭素モニター波形の変化の原因について問うている。別冊 No.4 の図は、横軸が時間の経過を示し、縦軸が呼気二酸化炭素濃度を示している。
呼気二酸化炭素濃度が、人工呼吸に合わせて上下している。気管挿管下での人工呼吸であるため、胸骨圧迫とは非同期で1分間に10回の人工呼吸を規則的に繰り返していることがわかる。矢印の時点までは、およそ15mmHg 程度であった濃度が、矢印の時点以降、急激に上昇し、45mmHg 程度まで至っている。この呼気二酸化炭素濃度の急激な上昇は、自己心拍再開を示す1つの指標となる。（テキスト第8版② p.88〜89，③ p.62）

3

16 75歳の男性。めまい感を訴え、意識がなくなり痙攣を生じたため、家族が救急要請した。

救急隊到着時観察所見：意識 JCS300。自発呼吸なし。脈拍触知せず。四肢にチアノーゼを認める。直ちに心肺蘇生を開始したところ、あえぎ呼吸が出現した。

この傷病者に次に行うべき対応はどれか。2つ選べ。

1. 呼吸の確認
2. 頸動脈触知
3. 静脈路確保
4. 除細動器装着
5. 心肺蘇生続行

心肺蘇生を開始した直後に、あえぎ呼吸が出現した際の適切な対応が問われている。あえぎ呼吸は、自己心拍の再開を示唆するわけではなく、心肺停止に対する通常の対応を継続する。あえぎ呼吸の出現を理由に、呼吸の確認、頸動脈触知を直ちに行う必要はない。通常の対応として、除細動器をできるだけ早く装着する。心肺蘇生や除細動器の装着より優先して、静脈路確保を実施する必要はない。（テキスト第8版② p.55）　4、5

17　62歳の男性。職場で卒倒したため同僚が救急要請した。

救急隊現着時、同僚が胸骨圧迫を行っており、職場の自動体外式除細動器〈AED〉が「ショックは不要です。」とのメッセージを発していた。

救急隊として次に行うのはどれか。1つ選べ。
1．心電図の装着
2．脈拍の有無の確認
3．直ちに胸骨圧迫の交代
4．救急隊の除細動器に交換
5．救急隊指導医に特定行為の指示要請

[解答・解説]
　一般市民が胸骨圧迫を実施しているところに救急隊が到着した。一般市民用のAEDは、「ショックは不要」と判断している。AEDがショックは不要と判断しているのであれば、ショックの適応のない心停止か、自己心拍が存在しているかのどちらかの可能性が高い。正確な判断のため、脈拍の有無をまず確認してもよいであろう。また、より質の高い胸骨圧迫を実施するために、疲労している可能性のある同僚から、救急隊員による胸骨圧迫に早く交代するのも必要であろう。胸骨圧迫の交代のタイミングとあわせて、脈拍の有無の確認をするのがよいのではないか。より機能の高い、救急隊の除細動器に交換するのも早いに越したことはなく、複数の救急隊員が現場に到着するのであるから、2、3、4は同時にできるであろう。とくに2、3で優先順位をつけるのは難しい。心電図の装着は不要であり、特定行為への指示要請は急ぐ必要はない。　　2

18　6か月の乳児。添い寝中にぐったりしている様子に気づき、母親が救急要請した。

救急隊到着時観察所見：意識JCS300。呼吸数8/分。脈拍72/分、整。吐物や喘鳴は認めない。直ちに人工呼吸を開始したが、脈拍数が50/分に低下した。

次に行うべき処置はどれか。1つ選べ。
1．背部叩打
2．回復体位
3．胸骨圧迫
4．AED装着
5．エアウエイ挿入

　6か月の乳児がJCS300で、人工呼吸を実施しても脈拍数が50/分となっている。この場合、胸骨圧迫を開始する必要がある。小児や乳児では心拍数が60/分未満で、酸素投与や人工呼吸を実施しても循環不全が改善しない場合には、胸骨圧迫の適応になる。(テキスト第8版②p.134)　　3

19 55歳の男性。散歩中に胸骨下に圧迫感を感じた。数日前にも散歩中に同様の圧迫感があったため、不安になり本人が救急要請した。

救急隊到着時観察所見：意識 JCS 1。呼吸数20/分。脈拍96/分、整。血圧150/90mmHg。SpO_2値96％。胸骨下の圧迫感は10分ほどで消失したと言っている。

最も考えられる疾患はどれか。1つ選べ。

1. 胸膜炎
2. 大動脈解離
3. 不安定狭心症
4. 肺血栓塞栓症
5. 急性心筋梗塞

[解答・解説]
　散歩中（労作中）に胸骨下の圧迫感を感じており、狭心症を疑う。狭心症は、一過性の心筋虚血による胸痛などを主訴とする疾患であり、心筋梗塞の前駆病態である。そのうち、新しく発生した狭心症、しだいに発作の頻度・程度が増悪している狭心症、安静時に出現した狭心症などを「不安定狭心症」とよぶ。
　胸膜炎は、深呼吸や咳などによって増強する胸痛を特徴とする。大動脈解離、肺血栓塞栓症による痛みは、労作時に繰り返すものではない。（テキスト第8版③ p. 109）　　3

20 68歳の男性。突然、腹痛を訴え、1時間ほど様子をみたが痛みが治まらないため家族が救急要請した。

救急隊到着時観察所見：意識清明。呼吸数32/分。脈拍96/分、不整。血圧162/104mmHg。腹部は平坦だが、全体的に腹痛が持続している。2年前に脳梗塞の既往がある。

この傷病者の病変部位として最も疑われるのはどれか。1つ選べ。

1. 膵臓
2. 胆嚢
3. 腎臓
4. 大動脈
5. 上腸間膜動脈

　高齢者が、突然の強い腹痛を訴え、腹部全体を痛がるものの、腹膜刺激症状などがはっきりしない場合は、腸間膜動脈血栓・塞栓症を考慮する。とくに、心房細動などの不整脈の既往があれば要注意である。脈拍が不整であることと、脳梗塞の既往は、心房細動の存在を示唆している。
　膵臓や胆嚢が原因であれば、腹膜刺激症状があることが多い。胆嚢であれば上腹部、腎臓であれば左右のどちらかに痛みが局在することが多い。大動脈瘤破裂などの大動脈が病変の場合でも、腹部の一部に痛みが局在することが多い。（テキスト第8版④ p. 62, ④ p. 154）　　5

21　72歳の男性。自宅トイレで急に倒れ全身を突っ張りガタガタ震わせるような痙攣が起こったために、家族が救急要請した。

　　救急隊到着時観察所見：意識JCS 3。呼吸数24/分。脈拍112/分、整。血圧160/90mmHg。SpO_2値98％。尿失禁を認めるが、明らかな麻痺はない。

　　家族への聴取内容で重要なのはどれか。2つ選べ。
　　1．アレルギーがあるか。
　　2．内服中の薬はあるか。
　　3．最後の食事はいつか。
　　4．同様の痙攣を来したことがあるか。
　　5．家族で同様の痙攣を来した人がいるか。

[解答・解説]
　痙攣発作をきたした傷病者の場合、これまでてんかんと診断されたことがあるかどうかを、本人や家族から聴取する。てんかんの診断を受けていれば、抗てんかん薬の処方を受けているか、ここ数日きちんと薬が飲めていたか、処方薬の種類や量の変更がなかったかなどを確認する。これらの情報は、アレルギー、最後の食事、家族歴の情報よりも優先される。(テキスト第8版③ p. 131)　　2、4

22　27歳の男性。感冒症状があり市販薬を服用して出勤した。職場で呼吸困難を訴えたため、同僚が救急要請した。

　　救急隊到着時観察所見：意識JCS 1。呼吸数36/分。脈拍128/分、整。血圧112/90mmHg。SpO_2値93％。喘鳴があり、呼気が延長している。

　　この傷病者の適切な搬送体位はどれか。1つ選べ。
　　1．起坐位
　　2．膝屈曲位
　　3．下肢挙上
　　4．左側臥位
　　5．右側臥位

　喘鳴、呼気延長、SpO_2低下を伴う呼吸困難を呈する傷病者の搬送体位が問われている。頻脈はあるものの、血圧は安定しており、意識もほぼ正常である。この状況では、起坐位での搬送がもっとも適している。

　なお、市販の内服薬を服用後に、呼気延長を伴う喘鳴と、呼吸困難が出現していることから、アスピリン喘息を疑う。アスピリン喘息は、アスピリンのみならず、非ステロイド性抗炎症薬（NSAIDs）の内服により誘発される喘息である。内服直後から1時間程度までの間に喘息発作が起こることが多い。(テキスト第8版④ p. 25～26)　　1

23 50歳の男性。トイレで意識消失し妻が救急要請した。

救急隊到着時観察所見：意識JCS1。呼吸数18/分。脈拍102/分、整。血圧120/98mmHg。1か月前から職場の人間関係に悩み、胃が痛く、めまいがしたと訴えている。下着には黒いペースト状の便が付着している。吐血はしていないという。

この傷病者の病態についての判断で正しいのはどれか。1つ選べ。

1．腸雑音は消失する。
2．貧血が進行している。
3．下部消化管からの出血が疑われる。
4．消化器系の緊急手術が必要である。
5．救命救急センターへの搬送が必要である。

[解答・解説]
しばらく前から胃が痛く、黒いペースト状の便（黒色便）を認めていたのであれば、上部消化管潰瘍をもっとも疑う。心理的ストレスなどを契機として、胃、十二指腸の粘膜が胃液により障害され、びらん、潰瘍を生じたものである。潰瘍面からの出血による血液が、腸管を下降する過程で消化液などにより変化し、黒色便となる。ヘモグロビン中の鉄が、酸化によって黒色となるためである。出血により貧血が進み、めまいが出現し、顔面蒼白となる。場合によっては出血性ショックに至る。

潰瘍が深くなり腸管が穿孔し、腹膜炎に至ると、腸雑音が消失する。設問では、腹部の強い痛みや腹膜刺激症状についての記載はなく、腸管穿孔までは至っていない。下部消化管からの出血であれば、血性便となる。腸管穿孔まで至っていれば別だが、緊急手術の必要はない。ショックにまでは至っておらず、上部消化管内視鏡検査ができる医療機関であれば、搬送先は救命救急センターである必要はない。（テキスト第8版④ p.51）

2

24 70歳の男性。「胸が苦しい」と訴え救急要請した。

救急隊到着時観察所見：意識JCS 1。呼吸数28/分。脈拍56/分、不整。血圧128/62mmHg。SpO_2値90％。両側胸部にラ音を聴取する。冷汗と四肢末梢の冷感とが観察される。酸素投与を行い、心電図を装着した。モニター心電図（別冊No.5）を別に示す。

この傷病者に直ちに行うべき処置はどれか。1つ選べ。

1．下肢挙上
2．補助換気
3．AEDの装着
4．スクイージング
5．用手的気道確保

別　冊
No. 5　図

[解答・解説]
　胸痛を訴える高齢の男性に、徐脈、酸素飽和度の低下、冷汗、四肢の冷感を認め、モニター心電図（別冊No.5図）は心室頻拍（広い幅のQRSに似た波形が徐々に変化していく多形性頻拍）の波形を示している。脈拍を確認できるため除細動の必要はないが、脈拍が消失した際に直ちに除細動ができるようにあらかじめAEDを装着しておく必要がある。
　下肢の挙上は不要である。酸素投与後も酸素飽和度が低値であれば、補助換気をしてもよい。スクイージングの必要はない。用手的気道確保が必要な意識状態ではない。（テキスト第8版③p.68）

3

25 55歳の男性。会議で発言中に突然、呂律が回らなくなり、崩れるように倒れたため、同僚が救急要請した。

救急隊到着時観察所見：意識JCS20。呼吸数24/分。脈拍72/分、整。血圧190/100mmHg。体温36.0℃。SpO_2値95％。右不全麻痺ならびに左共同偏視を認める。

この傷病者で可能性の高い病変部位はどれか。1つ選べ。

1．左大脳
2．右大脳
3．小脳
4．橋
5．延髄

　右不全麻痺であれば、左大脳の損傷を疑う。左大脳（被殻出血、皮質下出血）であれば、左側の共同偏視となる。呂律が回らないのは、通常は左側にある言語中枢の障害のためであろう。
　右大脳であれば、左麻痺が生じる。小脳であれば麻痺は生じず、協調運動障害や平衡障害が生じることが多い。橋や延髄での障害では、眼球の共同偏視や片麻痺は生じにくく、瞳孔の正中固定や四肢麻痺となることが多い。（テキスト第8版④p.12）

1

26 80歳の男性。非侵襲的陽圧呼吸法で在宅人工呼吸を行っている。2日前から風邪気味で、次第に息苦しくなり、家族が救急要請した。

救急隊到着時観察所見：意識 JCS 1。起坐呼吸で呼吸数32/分。脈拍116/分、不整。血圧 168/88mmHg。体温 37.3℃。SpO_2値92％。

この傷病者に対する処置で正しいのはどれか。1つ選べ。

1．経口エアウエイを挿入する。
2．胸郭外胸部圧迫による呼吸介助を行う。
3．リザーバマスクで高流量酸素を投与する。
4．非侵襲的陽圧呼吸法を継続して搬送する。
5．バッグ・バルブ・マスクによる補助換気を行う。

[解答・解説]
在宅人工呼吸を行っており、慢性呼吸不全の傷病者であることがわかる。呼吸苦、発熱、起坐呼吸、頻呼吸を認めている。風邪気味であったことを考えると、感冒、肺炎などにより、慢性呼吸不全の急性増悪をきたしたという想定であろう。ただ、SpO_2は、慢性呼吸不全の傷病者からすれば、それほど低い値ではなく、バッグ・バルブ・マスクによる補助換気や、リザーバマスクでの高流量酸素の投与、胸郭外胸部圧迫による呼吸介助を要する状況でもない。非侵襲的陽圧呼吸法を継続して搬送するのがよいであろう。

意識は清明に近く、上気道狭窄を疑う状況もないため、経口エアウエイの挿入の必要はない。

なお、胸郭外胸部圧迫（スクイージング）とは、呼気時に胸郭を用手的に圧迫する呼吸介助の方法であり、換気量の増加、呼気流速の増加、喘息発作時の酸素飽和度の上昇が期待できる。（テキスト第8版② p.179～180, ④ p.23～24, ④ p.26） **4**

27 36歳の女性。3週間前からふくらはぎの疼痛と腫脹が出現し、寝込んでいた。

徐々に疼痛が増強し、歩行困難となったため近医を受診し、鎮痛薬を処方された。昨日より次第に動悸と呼吸困難とが増悪したため、救急隊を要請した。

救急隊到着時観察所見：意識 JCS 0。呼吸数 36/分。脈拍 144/分、整。血圧 86mmHg（触診）。体温 36.5℃。SpO_2 値 86%。聴診上、異常呼吸音は認めない。

最も考えられるのはどれか。1つ選べ。

1．アスピリン喘息
2．肺血栓塞栓症
3．間質性肺炎
4．肺水腫
5．気　胸

[解答・解説]
下肢の疼痛と腫脹後に、動悸、呼吸困難、頻呼吸、頻脈、低血圧、酸素飽和度の低下が出現している。このような場合、肺血栓塞栓症を疑う。肺血栓塞栓症は、長時間の一定の姿勢の維持、肥満、経口避妊薬の内服、外傷などを契機として、下肢の深部静脈や骨盤静脈に血栓が形成され、これが肺動脈に詰まり、循環や呼吸の異常をきたすものである。深部静脈血栓により、下肢が腫脹し、痛みを生じることがある。

アスピリン喘息は、アスピリンなどの非ステロイド性抗炎症薬（NSAIDs）を契機として発症する喘息である。本設問では鎮痛薬を処方されているが、喘息であれば、連続性ラ音を聴取する。間質性肺炎では、ファインクラックル（捻髪音）とよばれる細かい高音のパチパチという音を聴取し、肺水腫であれば、断続性ラ音や連続性ラ音を聴取することが多い。気胸であれば、呼吸音の左右差を認める。ふくらはぎに異常は生じない。（テキスト第8版④ p.27）　　　**2**

28 78歳の男性。5年前に脳卒中になり、車いす生活をしていた。一昨日より背部の鈍痛を訴え、発熱が出現し、うわごとを言い出したので、救急要請された。

救急隊到着時観察所見：意識 JCS 3。呼吸数 36/分。脈拍 110/分、整。血圧 98/64mmHg。体温 39.0℃。留置されていた尿道カテーテル内の尿は著しく混濁している。

最も考えられるのはどれか。1つ選べ。

1．膀胱炎
2．尿管結石
3．前立腺肥大
4．急性腎盂腎炎
5．急性糸球体腎炎

尿道カテーテルを留置されていた傷病者が、熱発し、尿の混濁を生じれば、尿路感染症を疑う。意識障害、頻脈、血圧の低下をきたしており、敗血症性ショックの状態である。高熱をきたしていること、敗血症性ショックまで至っていること、背部痛を認めることから、尿路感染のなかでも急性腎盂腎炎を疑う。

膀胱炎は尿路感染症の1つであるが、通常、高度の発熱は認めない。前立腺肥大では、感染所見は出現しない。急性糸球体腎炎は、溶連菌感染などの数週後に発症する、血尿、蛋白尿、高血圧、浮腫などを起こす腎疾患である。小児に発生することが多い。（テキスト第8版④ p.69）　　**4**

29 35歳の男性。泥酔し居間に横向きで丸一日寝ていた。起きたところ、下になっていた下腿外側に水泡ができ、鈍い痛みがあった。夕方より同部位の腫脹が強くなり、足先がしびれてきたため救急要請した。

　救急隊到着時観察所見：意識清明。脈拍90/分、整。血圧100/64mmHg。SpO₂値96％。尿の写真（別冊 No. 6）を別に示す。

　この傷病者で観察される徴候はどれか。1つ選べ。

1．乏　尿
2．高体温
3．低換気
4．皮膚黄染
5．頸静脈怒張

別　冊
No. 6　写　真

[解答・解説]
　長時間にわたり同じ姿勢でいたために、一側の下肢の筋肉が長時間圧迫され、下肢のコンパートメント症候群とそれに伴う横紋筋融解症をきたしたという想定である。通常であれば寝返りなどによって姿勢を変えるが、飲酒による影響があったのであろう。長時間の圧迫により、筋膜の内側で筋肉が腫脹し、筋膜内の圧が上昇し、中の血管が圧迫され血流障害が生じ、さらに筋肉が障害を受け腫脹するという悪循環に陥る。筋膜内を通過する神経は、圧迫に弱く知覚障害と運動麻痺を生じる。筋組織の壊死が広範になれば、筋細胞内物質であるカリウムや乳酸、ミオグロビンなどが血液中に逸脱し、これらが、高K血症、アシドーシス、急性腎不全を引き起こし、乏尿となる。また、崩壊した筋組織内に血漿成分が漏出するため、脱水となり、これも急性腎不全、乏尿の原因となる。写真（別冊 No.6）は、褐色の尿を示しており、ミオグロビン尿などを疑う。高体温、低換気、皮膚の黄染とコンパートメント症候群は直接関連しない。頸静脈は、脱水によってむしろ虚脱する。（テキスト第8版④ p. 95，⑤ p. 83）　　1

30　4か月の乳児。2日前より感冒症状があったとのことである。本日、母親が昼寝から目覚めると児がぐったりとしており救急要請した。

　救急隊到着時観察所見：痛み刺激で泣くが、追視せず傾眠傾向。口唇色不良。呼吸数32/分。脈拍134/分、整。血圧100mmHg（触診）。体温34.9℃。左顔面の写真（別冊No.7）を別に示す。

　このような病態を呈する児の母親について特徴的なのはどれか。2つ選べ。

1．母子健康手帳を活用している。
2．予後について関心がない。
3．説明内容が一貫している。
4．児の扱いが丁寧である。
5．衝動的な言動が多い。

別　冊
No.7　写　真

[解答・解説]
　症状と、選択肢から推測すると、乳幼児揺さぶられ症候群、虐待による頭部外傷の想定であろう。写真（別冊No.7）では、皮膚の変色（褐色）を左頬部に確認できる。写真だけからでは何を意味しているのか判断しにくいが、乳幼児揺さぶられ症候群、虐待による頭部外傷の想定であれば、虐待による皮下出血を示しているのであろう。選択肢2、5は、虐待を行っている保護者の特徴である。そのほかに、「母子手帳をもっていない」「説明内容が時間経過とともによく変わる」「子どもの扱いがぎこちない、扱おうとしない」なども特徴としてあげられる。

　本設問の状況設定の文章には、被虐待児の特徴や、虐待を行っている保護者の特徴の記載に乏しい。写真が、皮下出血を示しているのだとしても、被虐待児の外傷の特徴である「新旧混在の複数の外傷の存在」「みえにくく、外傷を起こしにくい箇所の外傷」といったものには当てはまらない。そのため、選択肢から虐待に関連した設問であることを想定する必要がある。その点で、本設問は改善の余地があるかもしれない。（テキスト第8版④p.143～146）

2、5

31 35歳の女性。妊娠36週。家で痙攣発作を起こしたので家族が救急要請した。

救急隊到着時観察所見：意識JCS100。呼吸数32/分。脈拍72/分、整。血圧170/110mmHg。顔面に強い浮腫を認める。

意識障害の原因として考えられるのはどれか。2つ選べ。

1. 子　癇
2. 羊水塞栓
3. 前期破水
4. 頭蓋内出血
5. 常位胎盤早期剝離

[解答・解説]

　妊娠後期の女性が、痙攣発作を起こし、その後、意識障害をきたしている。このような状況では、子癇、脳出血、くも膜下出血を疑う。高血圧と顔面の浮腫を認めれば、さらにその可能性が高くなる。妊娠20週以降に、高血圧がみられる場合、または高血圧に蛋白尿を伴う場合に「妊娠高血圧症候群」とよばれる。妊娠高血圧症候群では、子癇、頭蓋内出血などを生じる危険性が高くなる。子癇とは、てんかんや脳出血などが原因ではない、妊娠20週以降に初めて起きた痙攣発作をいう。

　なお、下腿の浮腫などは妊婦の3割程度に認め病的なものではないが、顔面に強い浮腫を認める場合は、妊娠高血圧症候群に伴う病的なものの可能性が高くなる。（テキスト第8版④p.164）

1、4

32 25歳の女性。妊娠36週。下腹部の持続的な痛みと少量の性器出血とが出現し、救急要請した。

救急隊到着時観察所見：意識清明。呼吸数20/分。脈拍80/分。血圧118/76mmHg。体温36.5℃。SpO_2値99％。腹部触診で子宮に圧痛と板状硬とを認める。

この傷病者に最初に行う対応はどれか。1つ選べ。

1．ショック体位にする。
2．輪状マッサージを行う。
3．高流量酸素を投与する。
4．会陰にガーゼをあてる。
5．心電図モニターを装着する。

[解答・解説]

　妊娠後期の女性が、性器出血を認めた場合、常位胎盤早期剥離、切迫早産、前置胎盤を主に疑う。このうち、常位胎盤早期剥離は、持続的な痛みと触診での子宮の圧痛を認め、子宮の板状硬を触れる（子宮筋の過緊張による）のが典型的な特徴となる。ただ、無症状の例も存在する。常位胎盤早期剥離は、「正常位置、すなわち子宮体部に付着している胎盤が、妊娠中または分娩経過中の胎児娩出以前に、子宮壁より剥離するもの」と定義されている。その発生機序は、十分に解明されていないが、約30％は妊娠高血圧症候群に併発するとされる。胎盤の剥離によって、母体側からの酸素供給が途絶え、胎児の生命が危険にさらされる。胎児予後は、胎盤の剥離した面積に相関し、50％以上の胎盤剥離が起こると子宮内胎児死亡が高率に起こるとされる。このような状態では、胎児への酸素の供給を少しでも増やすことを目的に、高流量で酸素を投与する。（テキスト第8版④p.165）　　**3**

33 52歳の男性。統合失調症で精神科に通院中であった。数日前から内服薬を中断していた。本日から、会話、食事および排泄ができなくなったため母親が救急要請した。

救急隊到着時観察所見：開眼しており追視可能だが、言語疎通はできない。同じ姿位を取り続ける。脈拍96/分、整。血圧154/82mmHg。SpO₂値98％。

考えられる病態はどれか。1つ選べ。

1. 躁状態
2. うつ状態
3. 昏睡状態
4. 昏迷状態
5. もうろう状態

[解答・解説]
　外部の状況を明瞭に認識できるものの、外的刺激に対して反応性が著しく、発語や自発的・意図的な運動がほとんどなく、話しかけにも反応しない、表情は硬く拒絶的で、一定の姿勢を過度に長く保ち続けて元に戻そうとしない、といった状態を「昏迷状態」という。抗精神病薬の中止や追加などを契機に、悪性症候群の症状の1つとして生じることもある。
　「躁状態」とは、感情、意欲などが高揚した状態であり、爽快気分（気分が爽快で楽しくて仕方がない）、観念奔逸（思考目的から離れた豊かな連想、アイデアが次から次にわいて話し続ける）などの症状を認める。うつ状態は、躁状態と対照的であり、意欲、感情、思考がともに減退した状態である。「昏睡状態」は意識を消失した状態が継続していることをいう。「もうろう状態」とは、意識野が狭く、少しのものしか意識できないため、外界の認識や思考の多くが誤っていて、その間の記憶が欠損する状態をいう。（テキスト第8版④ p.176）　　**4**

34 69歳の女性。歩行中、右折乗用車に巻き込まれ、左下腿を轢過され受傷した。

救急隊到着時観察所見：意識清明。呼吸数18/分。脈拍68/分、整。血圧100/60mmHg。左足に麻痺やしびれはなく、左足背動脈の触知は良好である。左膝窩部に10cmの裂創があるが、拍動性の出血はない。両下腿の写真（別冊 No. 8）を別に示す。

最も疑われるのはどれか。1つ選べ。
1．圧挫症候群
2．膝窩動脈損傷
3．デコルマン損傷
4．デグロービング損傷
5．コンパートメント症候群

別 冊
No. 8 写 真

[解答・解説]
　左下腿を乗用車に轢過され受傷している。写真（別冊No.8）では、右に比べ左下腿がひと回りほど大きい。左膝窩内側に裂創、下腿前面に擦過傷を認める。受傷機転と写真、左足の所見、選択肢から判断すると、デコルマン損傷になるであろう。「デコルマン損傷」は、四肢などが車輪やローラーに巻き込まれ、皮膚が筋膜上で剥離された損傷をいう。皮下から皮膚に向かう血行が途絶し、また、皮膚自体も圧挫されているために、剥離した皮膚が壊死に陥る場合がある。
　「デグロービング損傷」は、デコルマンと同様のメカニズムで皮膚が剥離し、さらに、手袋を脱ぐように、剥離した皮膚が剥げた状態（いわゆる「べろっと剥けた状態」である）をいう。写真はそのような状態ではない。「コンパートメント症候群」は、伸縮に乏しい筋膜の内側で筋肉が腫脹し、筋膜内の圧が上がり、中の血管や神経が圧迫され、血流障害や、神経障害（知覚障害と運動麻痺）を生じるものである。写真は、左下腿の著しい腫脹にもみえるが、左足の動脈触知も良好であり、麻痺やしびれもないため、コンパートメント症候群の可能性は低い。「圧挫症候群」は、コンパートメント症候群や横紋筋融解症などの、筋肉の圧挫によって生じる一連の病態をいう。左足の動脈触知も良好であり、膝窩動脈損傷の可能性は低い。（テキスト第8版⑤ p. 16, ⑤ p. 93） **3**

35 60歳の男性。トラックで高速道路を運転中、渋滞で急停車したバスに追突した。

救急隊到着時観察所見：車両前面は高度に変形しており、傷病者は運転席に閉じ込められうめき声を上げている。

現場で行う処置として適切なのはどれか。2つ選べ。
1. 傷病者に触れる前に呼びかけ、意識を確認する。
2. 頭部後屈顎先挙上による気道確保を行う。
3. 鼻カニューレで酸素を投与する。
4. 車外へ救出する前に頸椎カラーを装着する。
5. 全脊柱固定を行い搬送する。

[解答・解説]
　トラックの高速道路での衝突事故で、車両は高度に変形している。高エネルギー事故である。この場合、頸椎を含む脊柱の損傷の可能性を考え、できるだけ早い段階での頸椎カラーでの固定、全脊柱固定が理想である。うめき声をあげており、気道確保の必要は低そうであるが、気道確保を実施するにしても、頭部後屈顎先挙上法は、頸椎保護の観点から不適である。酸素投与をするのであれば、リザーバマスクによる高濃度酸素投与にする。

　なお、解答は、4、5であるが、1はどうであろうか。頸椎保護のために、傷病者が不用意に首を動かすことがないようにする配慮から、1を不適切としているのかもしれない。しかし、傷病者は、高度に変形した車内に閉じ込められており、救出が必要な状況である。傷病者に見えない位置から、傷病者に容易にアプローチできる状況ではないであろう。意識があれば、傷病者に声をかけなくても、サイレンやかけ声によって救急隊員等が近づいたことに傷病者は気がつくであろう。そうであれば、傷病者を安心させるためにも頭部を動かさないように声をかけながら近づき、意識を確認してもよいのではないか。傷病者から閉じ込められている状況を聞き出せば、安全で効率的な救出にもつながるであろう（ただし、1が医学的、現実的に正しかったとしても、本設問で選択すべきは、4、5であろう。国家試験では、選択に迷ったら、多くの人が選択するであろうほうを選ぶのがセオリーといわれる）。
(テキスト第8版⑤p.33)

4、5

36 91歳の男性。前頸部に約20cmのバーベキューの串を刺して受傷した。妻が発見し救急要請した。

救急隊到着時観察所見：意識JCS 1。呼吸数32/分。脈拍78/分。血圧140/78mmHg。SpO₂値97％。咳嗽と血痰とを認め、外出血は少量であった。搬送時の頸部の写真（別冊No.9）を別に示す。搬送中に急変し、心停止となった。

心停止の原因として最も考えられるのはどれか。1つ選べ。

1. 気管損傷
2. 食道損傷
3. 甲状腺損傷
4. 椎骨動脈損傷
5. 頸椎椎体損傷

別　冊
No.9　写真

[解答・解説]
写真（別冊No.9）では、前頸部の中央、輪状軟骨〜気管上部くらいの高さから、串が刺さっている。咳嗽、血痰、頻呼吸があることと、写真での損傷部位からすると、気道損傷をまず考える。気道損傷は、搬送中に心肺停止に至る場合があるもっとも注意を要する損傷の1つである。選択肢の中では気管損傷が正答になる。
写真からは、食道損傷、甲状腺損傷、椎骨動脈損傷、頸椎椎体の損傷のいずれの可能性も否定できないが、どれも搬送中の心停止の原因にはなりにくい。
（テキスト第8版⑤p.67）　　1

37 56歳の男性。剪定作業中に脚立から転落し、同僚が救急要請した。

救急隊到着時観察所見：意識JCS200。呼吸数20/分。脈拍96/分、整。血圧142/84mmHg。SpO₂値96％。右側頭部の腫脹と挫創を認める。瞳孔径および対光反射：右4mm/微弱、左3mm/正常。全脊柱固定を行い搬送を開始した。

応急処置を行う上で搬送中に最も注意すべき観察所見はどれか。1つ選べ。

1. 異常肢位
2. 舌根沈下
3. 血圧上昇
4. 瞳孔不同
5. 対光反射消失

脚立からの転落により受傷し、右側頭部の外表面の損傷、同側の瞳孔異常を認め、昏睡状態に陥っている。この場合、右側大脳半球の損傷を疑う。意識レベルからすると舌根沈下により気道閉塞を起こし得る状態である。舌根沈下などにより気道閉塞が疑われれば、用手的気道確保が必要である。
異常肢位、血圧上昇、瞳孔不同、対光反射消失は、意識レベルの低下、脳ヘルニアの進行などを示唆する重要な所見であるが、舌根沈下に比べれば、その重要度は低くなる。（テキスト第8版⑤p.48）　　2

38　20歳の女性。練炭自殺を企て、ワゴン車内で意識消失しているところを付近の住人が発見し、救急要請した。

　救急隊到着時観察所見：意識JCS30。呼吸数24/分。脈拍96/分、右橈骨動脈の拍動は微弱。血圧84/50mmHg。SpO₂値99％。右手の麻痺があり、右耳介と右肘に水疱形成と発赤とがみられ、右前腕は腫脹し緊満していた。右上肢の写真（別冊No.10）を別に示す。

　患肢腫脹の原因はどれか。1つ選べ。
 1．熱　傷
 2．蜂窩織炎
 3．腕神経叢損傷
 4．深部静脈血栓症
 5．コンパートメント症候群

```
別　　冊
No.10　写　真
```

[解答・解説]
　練炭を使用した一酸化炭素中毒による自殺で、意識消失しているところを発見されたという設定である。手の麻痺、耳介と肘部の水疱形成と発赤、前腕の腫脹と緊満は、いずれも右側に認めている。意識障害によって寝返りをすることなく長時間にわたり右側臥位が続いたため、右半身が圧迫され、右側のみにこれらの症状が生じたのであろう。長時間の筋肉の圧迫により、右前腕のコンパートメント症候群となり、前腕内での神経の圧迫により右手に麻痺が出現し、動脈の圧迫により橈骨動脈の拍動が弱くなっていると考えられる。そうであるとすれば、この設問で問われている「患肢腫脹の原因」は、筋肉の長期間の圧迫である。（国家試験実施者が公表した）正答とされる「コンパートメント症候群」は、患肢の腫脹によって生じるものであり、原因ではなくむしろ腫脹の結果ではないか？

　なお、写真（別冊No.10）には、肘部から手首にかけて自傷によると考えられる切創の瘢痕を多数認める。また、前腕を中心に緊満感を認めるが、肘部の周辺は、発赤しているともみえなくはない。そのため、切創からの感染を考え、「蜂窩織炎」を選択した受験生もいるのではないか。

　輸液を実施すれば別であるが、熱傷が原因で、四肢の腫脹は起こりにくい。腕神経叢損傷でも腫脹は生じない。長時間の右側臥位によって右上腕に深部静脈血栓症が生じ、これにより腫脹が生じる場合もあるかもしれないが、その可能性は低いであろう。（テキスト第8版⑤p.83）

解答不能（5？）

39 3歳の男児。テーブルの上にあったやかんの熱湯を被って泣いているのを母親が発見し救急要請した。

救急隊到着時観察所見：激しく泣いている。脈拍120/分、整。SpO_2値98％。着衣は脱がされている。熱傷創面の写真（別冊No. 11）を別に示す。

適切な対応はどれか。1つ選べ。

1．酸素投与
2．水疱の除去
3．流水による冷却
4．エアウエイの挿入
5．アルミホイルによる被覆

別冊
No. 11 写真

[解答・解説]

熱湯を原因とする、顔面から前胸部にかけての熱傷である。前胸部中心の創部は、保温もかねてアルミホイルなどで被覆するのがよい。ただし、顔面については、窒息の危険を考えるとアルミホイルで覆うのは適切でない。鼻孔、口周辺も含めて受傷しており、気道熱傷も否定できないと考えれば、酸素投与をしたほうがよい。3歳で激しく泣いている状況であれば、SpO_2値は100％であることを期待すると、なおさら酸素の投与が必要ではないか。

水疱の除去は必要ない。冷却の必要もない。10％を超える面積の熱傷となると、とくに小児では、冷却によって低体温に陥る危険があり、かえって皮膚の損傷を増悪させる場合があるからである。たとえ冷却するとしても、流水を当てるのは熱傷部分の表皮剥離を悪化させるので好ましくない。激しく泣いている状態であり、エアウエイの挿入は適切でない。（テキスト第8版⑤ p.114）

5（1も正解でよいのではないか？）

40 65歳の男性。農作業中大腿部にけがをしたが放置していたところ、3日前から痛みと腫れとを自覚した。様子を見ていたが、痛みは次第に強くなり、腫れも広がり、気分不良を訴えたため、家族が救急要請した。

救急隊到着時観察所見：意識は JCS20。呼吸数32/分。脈拍120/分、整。血圧80/50mmHg。体温39.0℃。SpO₂値94％。右大腿部の痛みは強く、触ると激痛を訴え、握雪感が認められる。局所所見の写真（別冊 No. 12）を別に示す。

発症に関わる頻度の高い基礎疾患はどれか。2つ選べ。

1．肝硬変
2．糖尿病
3．高血圧症
4．慢性腎不全
5．深部静脈血栓症

別　冊
No. 12　写　真

[解答・解説]
午後 D 第40問については、正答肢はいずれも正解とする扱いがとられた。（理由：複数の正答肢があるため）

農作業中にけがをした部分の痛みや腫れが徐々に増悪し、熱発、頻脈、血圧の低下を認めている。創部からの皮下、軟部組織感染による敗血症性ショックの状態である。写真（別冊No.12）は、大腿の広い範囲にわたり発赤と腫脹を示している。同部には、強い痛みと握雪感を認める。握雪感は、皮下気腫の存在を示しており、ガス産生菌による感染を考える。細菌が産生したガスが、皮下に貯まっているのである。毒性が強く、急速に症状が進行するクロストリジウム属によるガス壊疽がよく知られているが、比較的進行が緩徐である非クロストリジウム性のガス壊疽が最近、増加傾向にある。非クロストリジウム性のガス壊疽は、肝硬変、糖尿病、慢性腎不全などにより、免疫力の低下した傷病者に生じやすい。

高血圧症、深部静脈血栓症との関連はない。（テキスト第8版⑤ p. 142）

解答不能（1、2、4）

41 25歳の男性。川で溺れているところを発見され、川岸に引き上げられ救急要請された。

救急隊到着時観察所見：意識 JCS300。自発呼吸はなく、脈拍も触知しない。救助者により胸骨圧迫のみが行われている。

引き継ぎ後直ちに行う処置はどれか。1つ選べ。

1．酸素投与
2．人工呼吸
3．AED の装着
4．ハイムリック法
5．口腔内異物除去

溺水による心肺停止は、多くの場合、低酸素が原因で心停止に至っているため、早急な人工呼吸による酸素化が蘇生への鍵となる。救助者が胸骨圧迫のみの心肺蘇生を実施している場合、直ちに人工呼吸を実施する。

マスクなどでの酸素投与のみでは、十分な酸素化は期待できない。AED の装着は必要であるが、人工呼吸に比べ優先順位は高くない。気道内から水を排出させる目的でハイムリック法を実施する必要はない。口腔内異物を疑う状況の設定ではないため、口腔内異物除去は必要ない。（テキスト第8版⑤ p. 162）

42 60歳の男性。炎天下、災害ボランティア活動中にめまいと頭痛とで動けなくなり、友人が救急要請した。

救急隊到着時観察所見：意識 JCS30。呼吸数24/分。脈拍112/分、整。血圧120/80mmHg。全身に大量の発汗と嘔吐とを認める。

救急隊の判断として適切なのはどれか。2つ選べ。
1．体表を冷却する。
2．気道を確保する。
3．水分を飲ませる。
4．仰臥位で搬送する。
5．高次医療機関へ搬送する。

[解答・解説]

午後D第42問については、正答肢はいずれも正解とする扱いがとられた。（理由：複数の正答肢があるため）

炎天下での作業中という暑熱環境で、全身に大量の発汗を認め、めまいと頭痛が出現しており、熱中症を疑う。中枢神経症状（JCS30）があるため、Ⅲ度の熱中症である。熱中症の傷病者への対応の基本は、まず傷病者を冷房のきいた救急車内などに移動し、衣服を緩め、体表（後頭部、首筋、腋窩、鼠径部）を保冷剤などで冷却することである。意識障害があるので、気道確保、誤嚥の予防、酸素投与なども実施する。JCS 2以上の意識障害をきたしているため、高次（救急）医療機関への搬送が望ましい。

JCS30の意識レベルの傷病者に水分を飲ませるのは、誤嚥をきたす可能性が高く不適切である。嘔吐を続けているのであれば、誤嚥を防ぐため、仰臥位より側臥位での搬送が望ましい。（テキスト第8版⑤ p. 167～170）

解答不能（1、2、5）

43 25歳の男性。スキューバダイビング後、気分不快を訴え救急要請した。

救急隊到着時観察所見：意識清明。呼吸数24/分。脈拍92/分、整。皮膚は温かく、脈拍は良好に触知する。

この病態で重症を疑う症候はどれか。2つ選べ。
1．頭　痛
2．紅　斑
3．めまい
4．関節痛
5．しびれ感

スキューバダイビング後の体調不良では、減圧障害を疑う。減圧障害は、比較的軽症のⅠ型と、生命の危険のある重症型のⅡ型に分類される。Ⅰ型は、皮膚型と四肢型に、Ⅱ型は、中枢神経型、脊髄型、内耳型、呼吸循環型に分類される。頭痛、めまいは、中枢神経型や内耳型の主な症状となる。

皮膚の紅斑は、Ⅰ型（皮膚型）の症状である。関節痛、しびれ感は、Ⅰ型（四肢型）の症状である。（テキスト第8版⑤ p. 177）

1、3

36

午　　前

別　　冊

No. 1 図　　　（A　問題9）

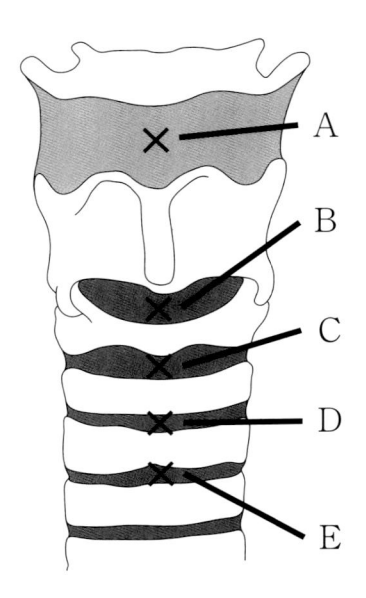

A
B
C
D
E

No. 2 図　　　　（A　問題45）

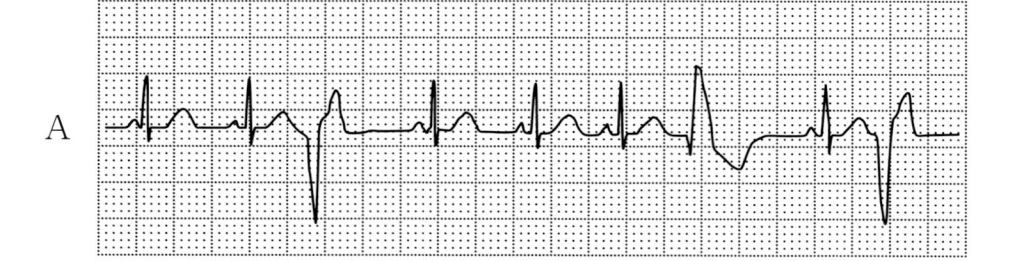

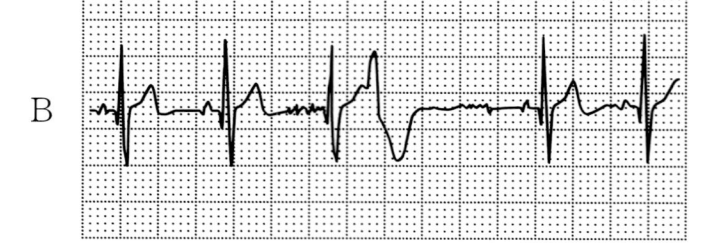

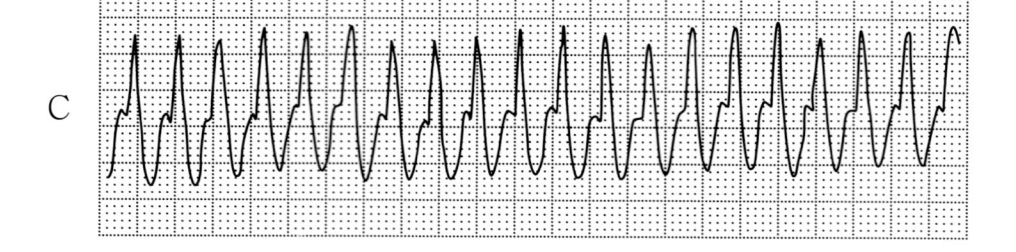

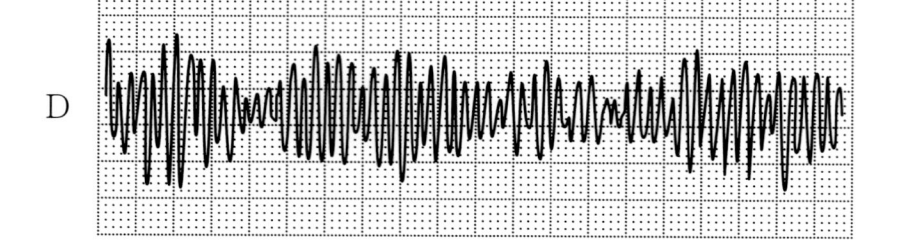

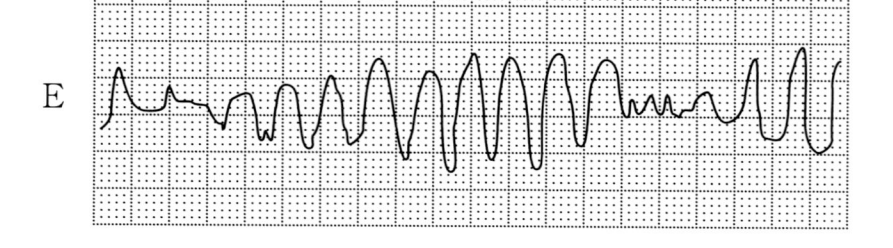

A

B

C

D

E

No. 3 図　　　（A　問題51）

A

B

C

D

E

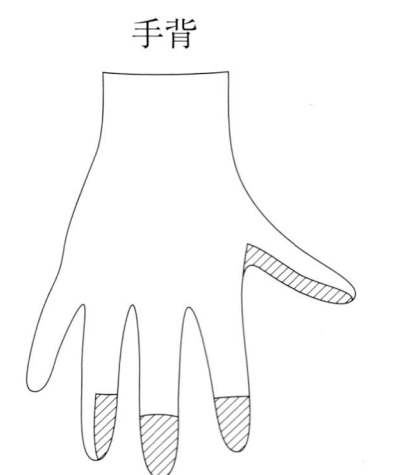

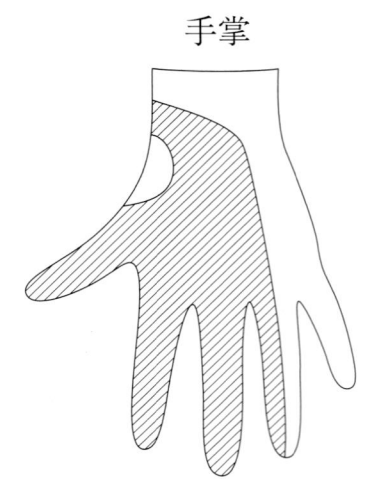

No. 4 図　　　（A　問題57）

手背　　　　　　　手掌

No. 5 図　　（A　問題64）

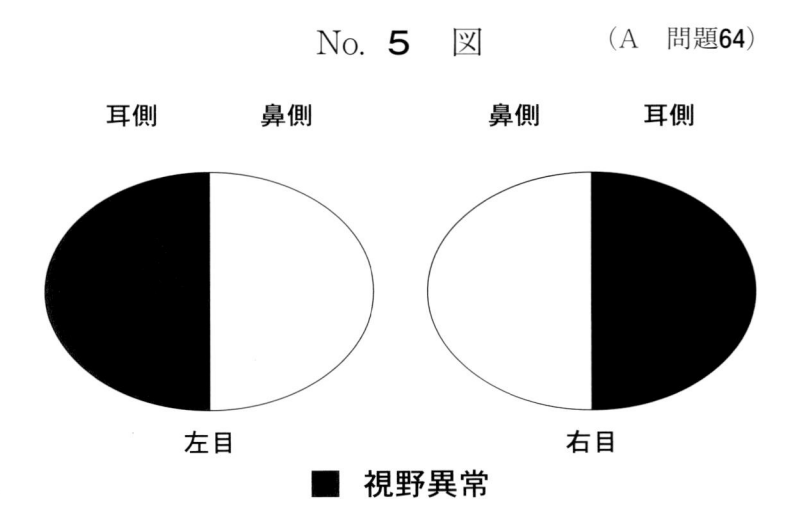

耳側　　鼻側　　　　鼻側　　耳側

左目　　　　　　　右目

■ 視野異常

No. **6** 写 真　　（A　問題67）

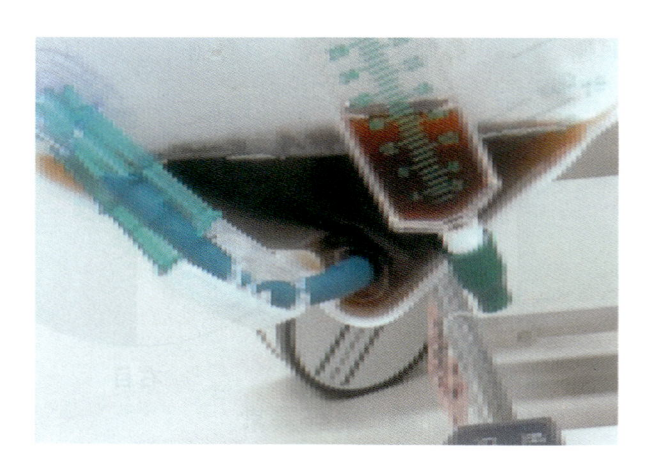

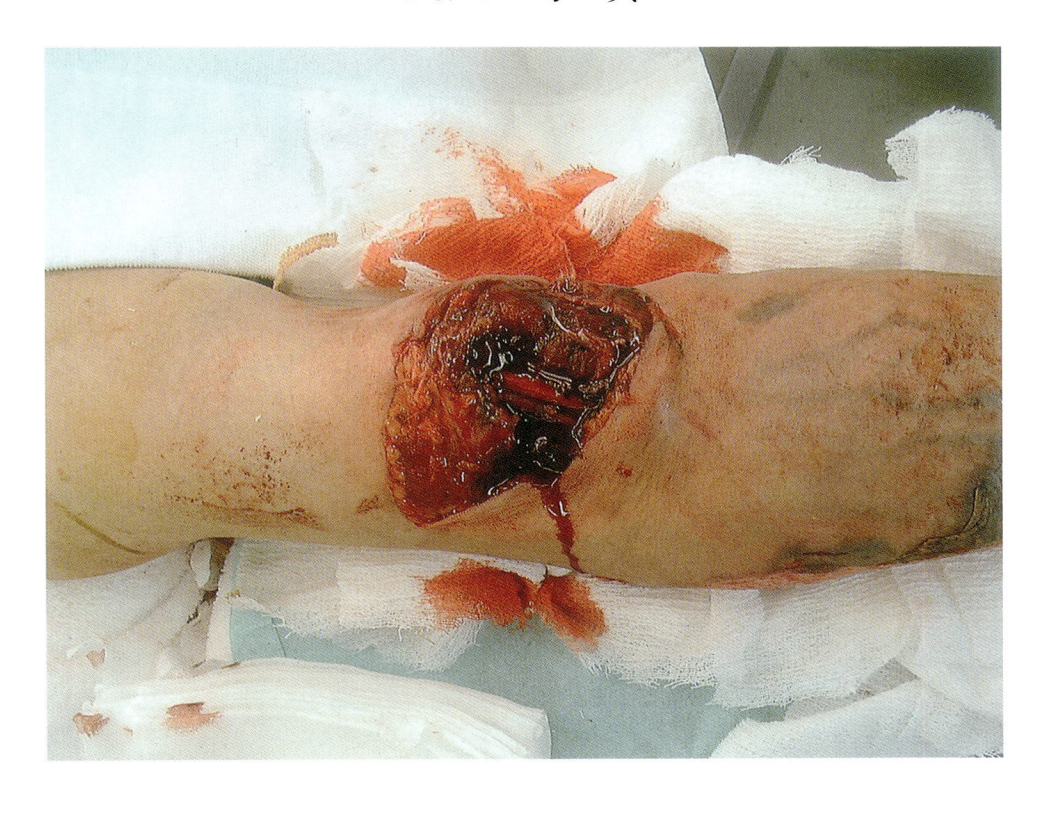

No. 7 写 真　　　　　（A　問題108）

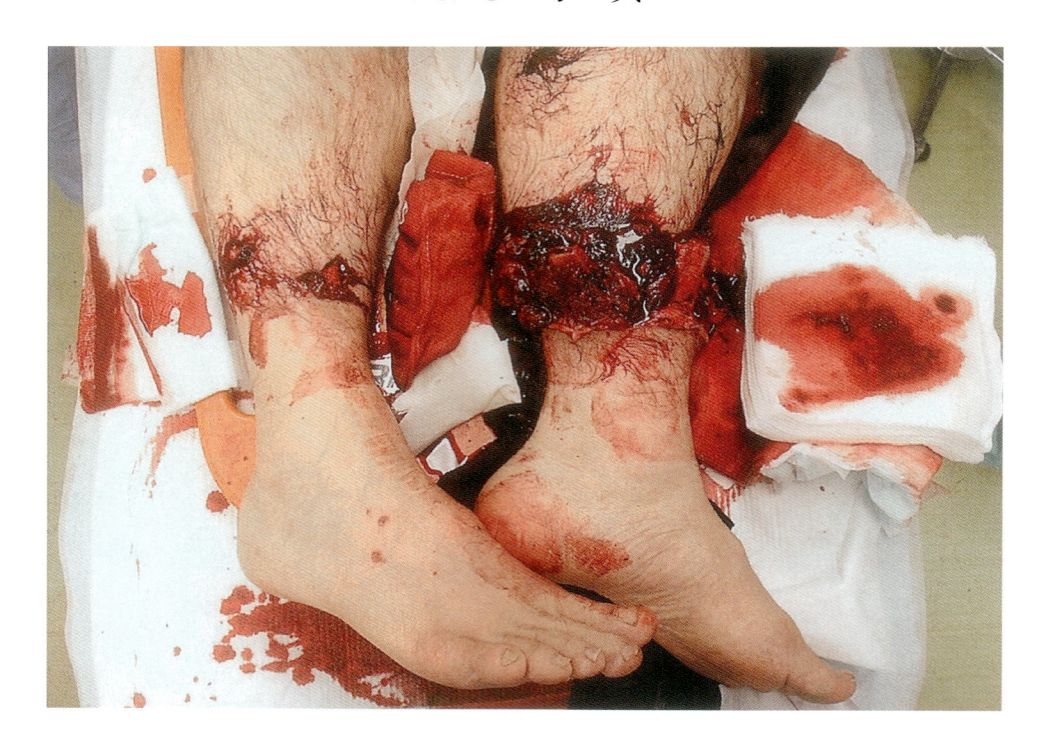

No. 8 写真　　（A　問題120）

36

午　　後

別　　冊

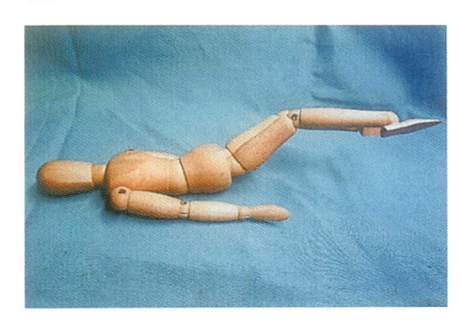

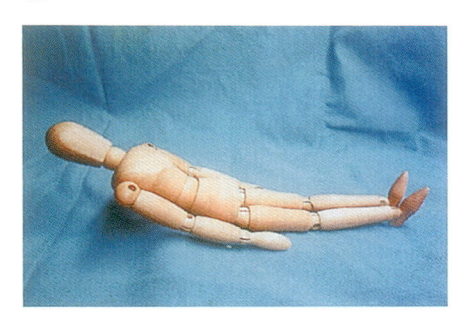

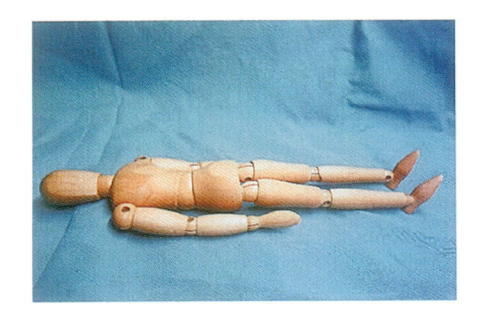

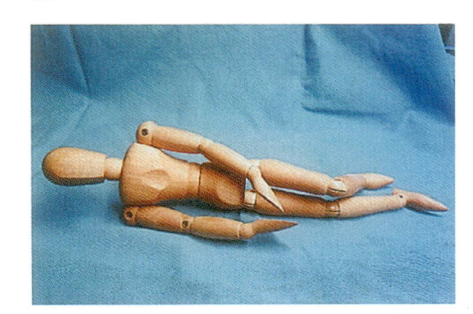

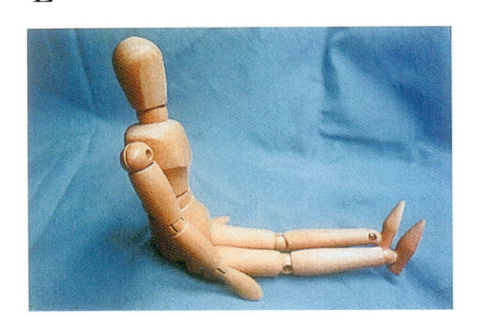

No. 1 図　　　　　　　（B　問題 5）

A

B

C

D

E

No. 2 図 (D 問題6)

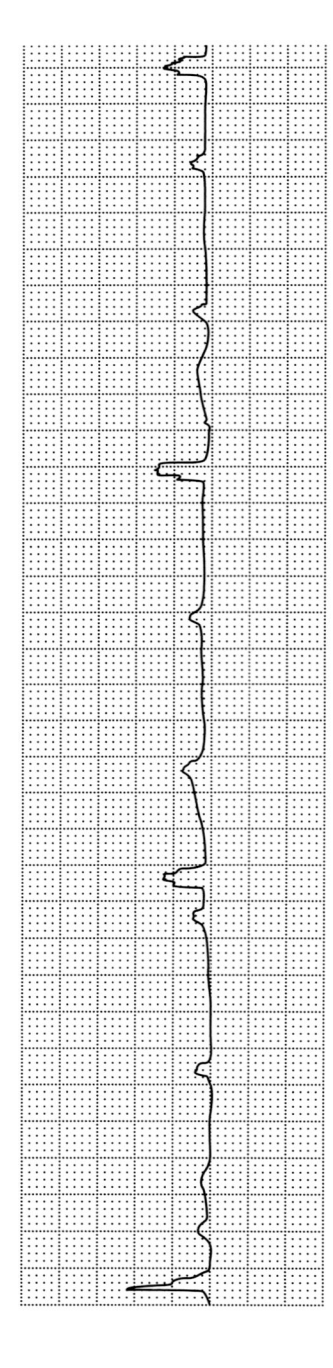

No. 3 写 真　　　　　　　　（D　問題13）

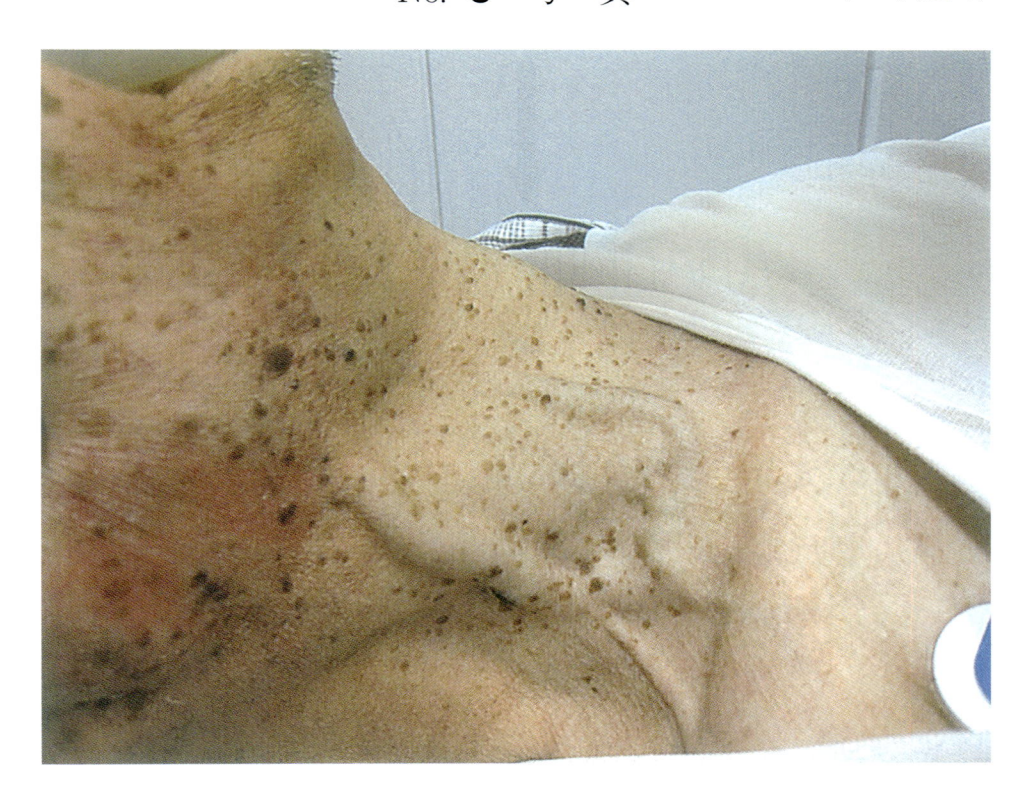

No. 4 図　　　　　　（D　問題15）

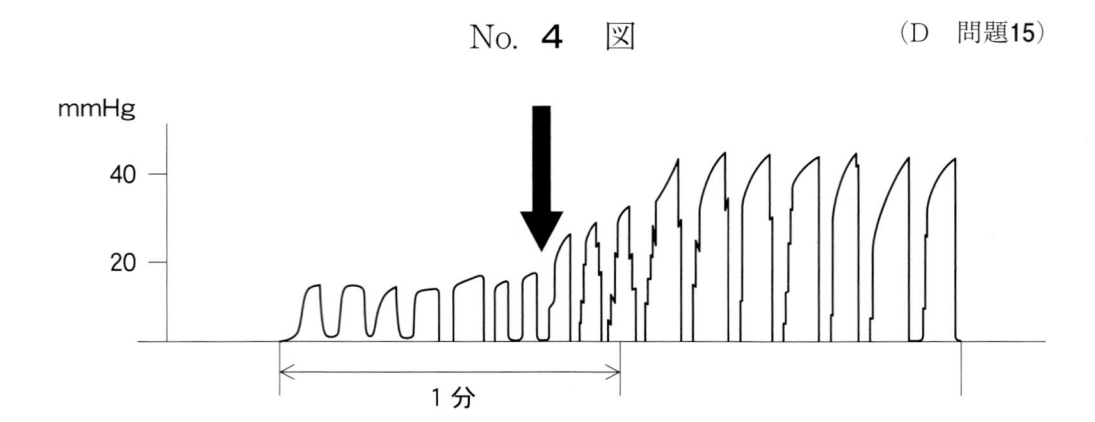

mmHg
40
20

1 分

No. 5 図 (D 問題24)

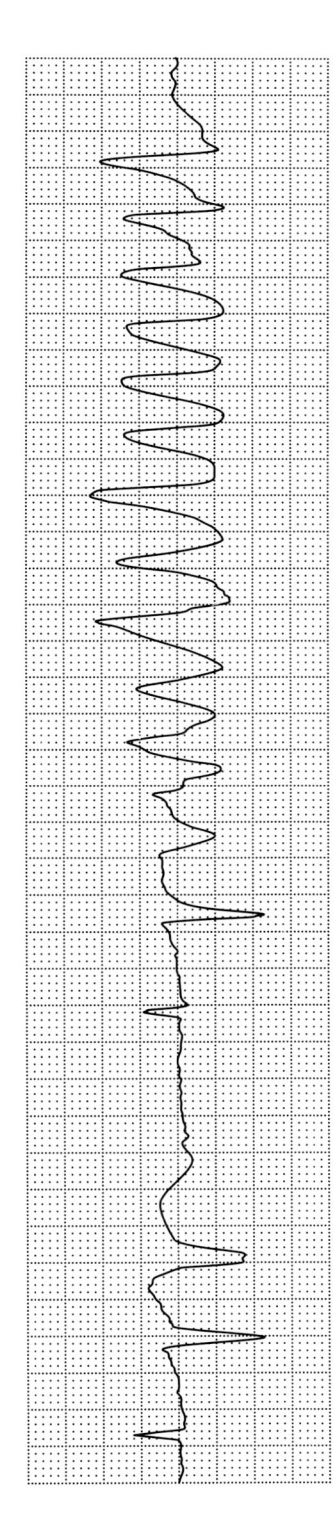

No. 6 写真　（D 問題29）

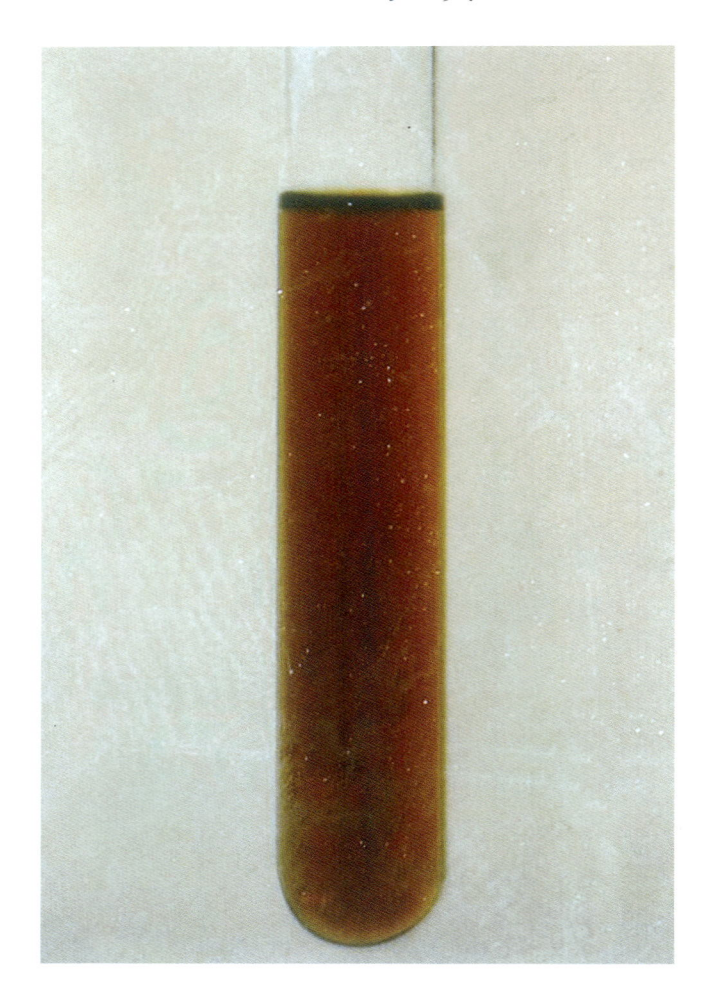

No. 7 写真　　（D 問題30）

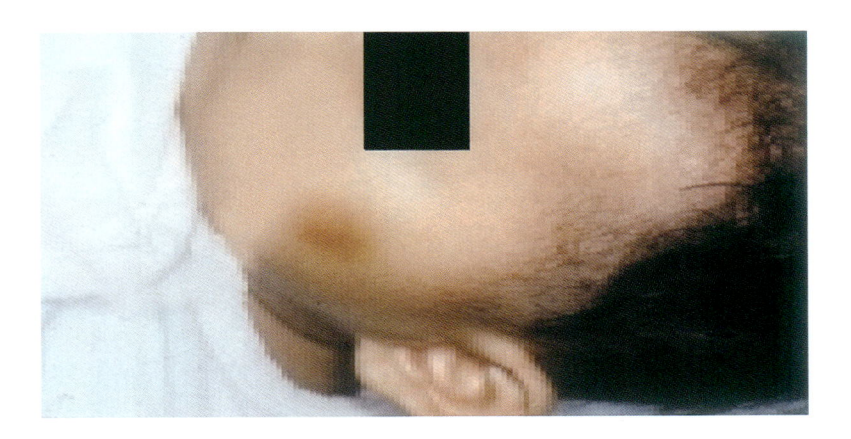

No. 8 写真　　（D 問題34）

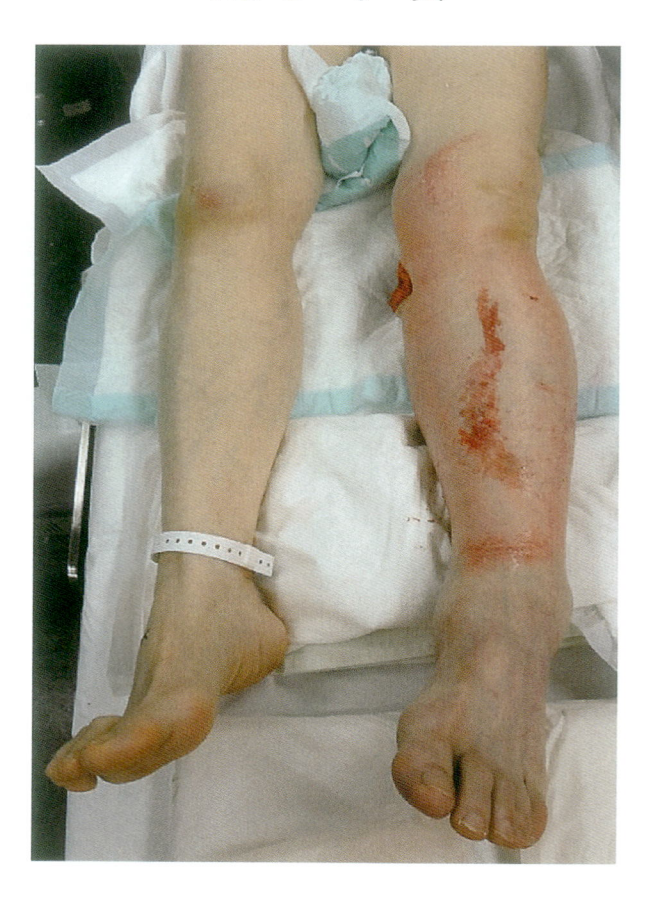

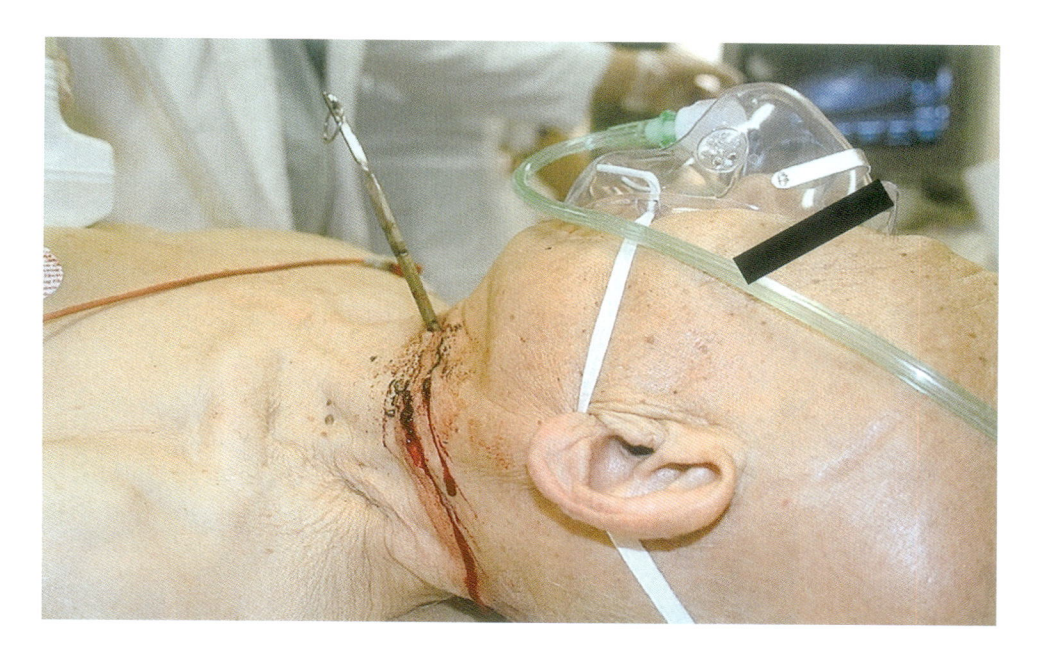

No. 9 写真　　　　　　　　　　（D 問題36）

No. 10　写　真　　（D　問題38）

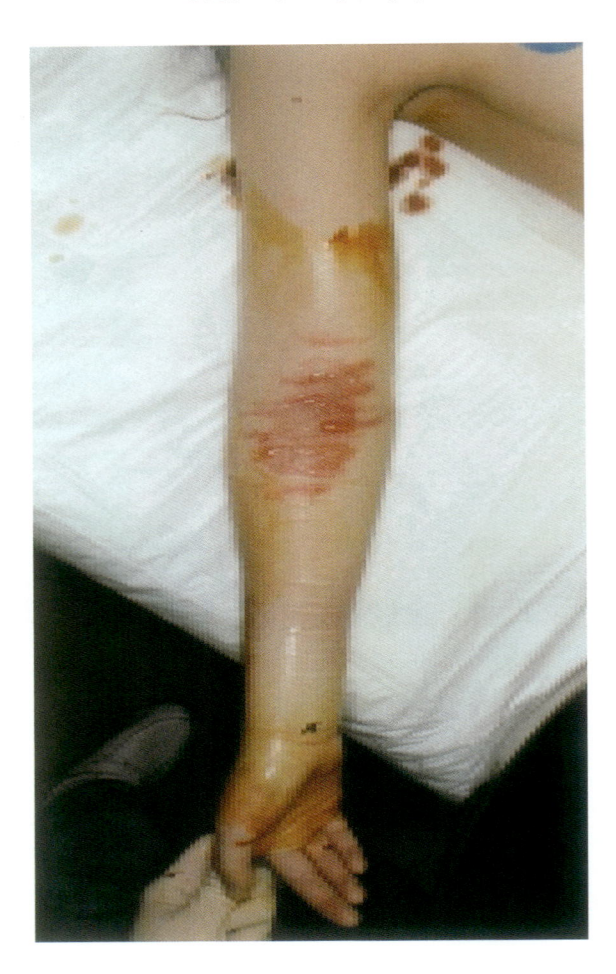

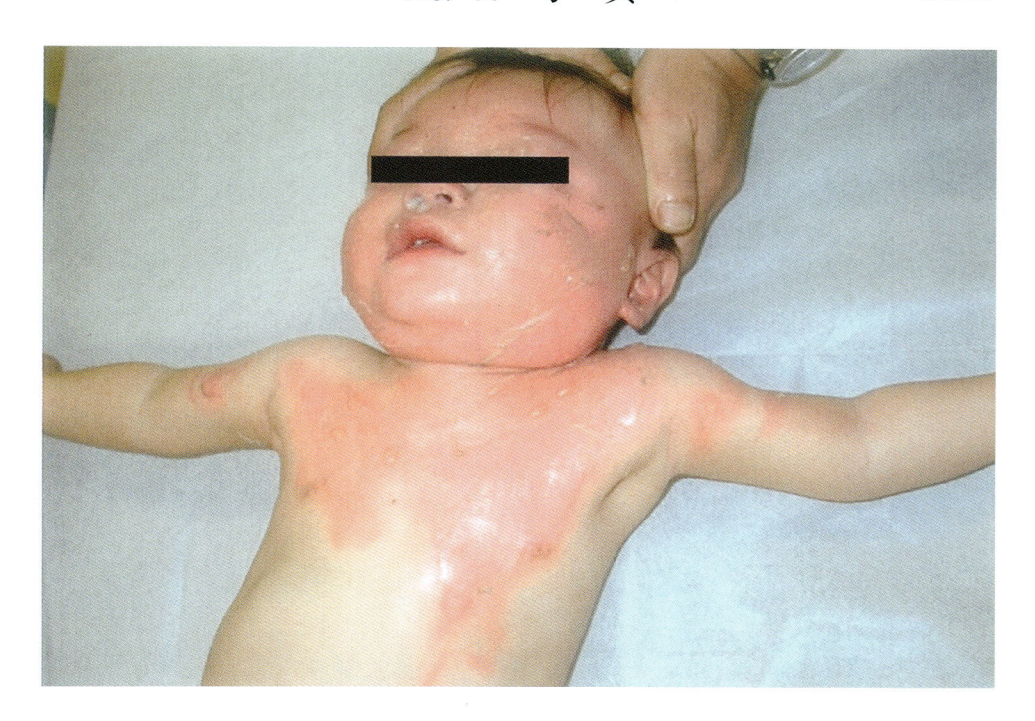

No. 11 写 真　　　　　　　　　（D　問題39）

No. 12 写　真　　　　　　（D　問題40）

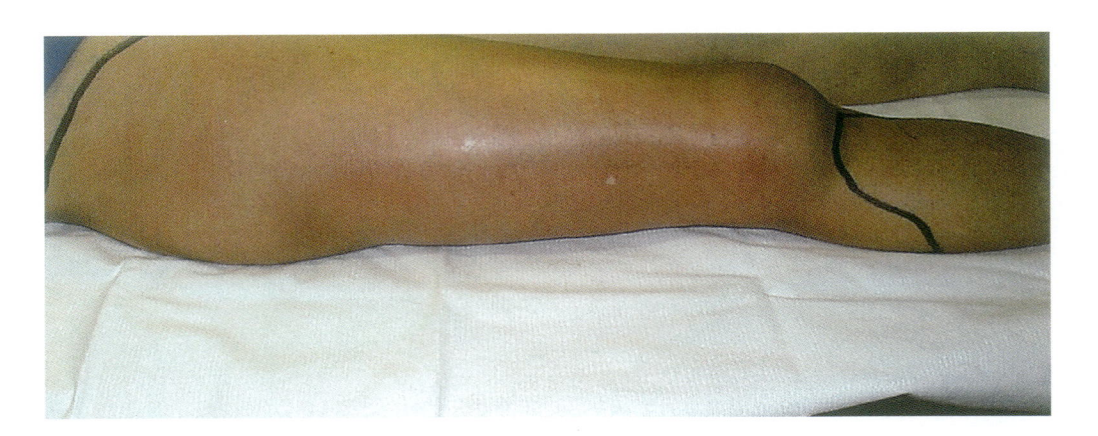

MEMO

MEMO

JCOPY	〈(社)出版者著作権管理機構 委託出版物〉

本書の無断複写は著作権法上での例外を除き禁じられています。
複写される場合は,そのつど事前に,下記の許諾を得てください。
(社)出版者著作権管理機構
TEL.03-3513-6969　FAX.03-3513-6979　e-mail：info@jcopy.or.jp

第36回　救急救命士国家試験問題　解答・解説集

定価(本体価格1,400円＋税)

2013年5月20日　　第1版第1刷発行
2014年3月28日　　第1版第2刷発行

監　修　山本　保博
発行者　長谷川恒夫
発行所　株式会社　へるす出版
　　　　〒164-0001　東京都中野区中野2-2-3
　　　　☎　(03)3384-8035〈販売〉
　　　　　　(03)3384-8155〈編集〉
　　　　振替　00180-7-175971
　　　　http://www.herusu-shuppan.co.jp
印刷所　広研印刷株式会社

© Yasuhiro YAMAMOTO, 2013, Printed in Japan　　〈検印省略〉
落丁本,乱丁本はお取り替えいたします。
ISBN978-4-89269-802-6

**救急救命士の国家試験対策に
重要ポイントの理解度をセルフチェックできるアプリ**

セルフチェック 救急救命 必修 5000 問

5000 Q&A

編集：埼玉プレホスピタル研究会

アプリを使って、国試対策！

埼玉県救急救命士養成所の教育訓練に携わる教員（医師）や研修生指導員（救急救命士）らによって作成、蓄積された 8000 問におよぶ問題をベースに、現在の制度に則した約 5000 問を厳選収載！
1 回に 25 問がランダムで出題され、その正解率をチェックできます。
また解答では、正解の他に「改訂第 8 版 救急救命士標準テキスト」内の該当ページが示されているので、間違った問題の内容をテキストですぐに確認できます。

目指せ！
達成度 100％

販売価格：3,700 円（税込）

Google Play*, App Store** 内で

🔍 **救急救命 5000 問**

と検索！

*Google Play は Google Inc. の商標です。
**App Store は Apple Inc. の商標です。

へるす出版　〒164-0001　東京都中野区中野2-2-3
TEL.03-3384-8035　FAX.03-3380-8645　http://www.herusu-shuppan.co.jp